黄芪桂枝五物汤
临证法要

姜锦林　李　芳　王　茜　主编

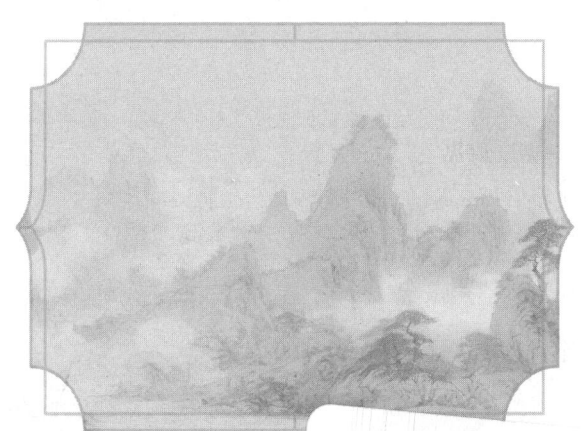

化学工业出版社

·北京·

内容简介

本书系统研究了张仲景名方黄芪桂枝五物汤,从历史源流、现代研究到临床应用进行全面梳理。全书追溯该方千年传承脉络,解析其"益气温阳、和营通痹"的理论精髓;通过现代药化药理研究,揭示其抗炎、免疫调节等科学内涵;重点介绍该方在内科疾病、外科疾病、妇科杂症及皮肤病等领域的创新应用,辅以典型医案佐证。本书融汇古今研究成果,既传承经典方剂智慧,又结合现代医学视角,为临床实践提供理论依据和实用参考,展现中医药的独特价值与发展前景。

图书在版编目(CIP)数据

黄芪桂枝五物汤临证法要 / 姜锦林,李芳,王茜主编. -- 北京:化学工业出版社,2025.8. -- ISBN 978-7-122-48162-7

Ⅰ.R286

中国国家版本馆CIP数据核字第2025UQ1745号

责任编辑:李少华　　　　　　　　　装帧设计:张　辉
责任校对:宋　夏

出版发行:化学工业出版社(北京市东城区青年湖南街13号　邮政编码100011)
印　　装:北京云浩印刷有限责任公司
710mm×1000mm　1/16　印张10¼　字数204千字　2025年8月北京第1版第1次印刷

购书咨询:010-64518888　　　　　　　售后服务:010-64518899
网　　址:http://www.cip.com.cn
凡购买本书,如有缺损质量问题,本社销售中心负责调换。

定　价:49.00元　　　　　　　　　　　　　　　　　版权所有　违者必究

本书编委会人员名单

主　编　姜锦林　李　芳　王　茜
副主编　刘胤伯　王笑青　李桂云　律广富
　　　　　杨翠峰　黄晓巍　王　晶　董健彤
编　委　（按姓氏笔画排序）
　　　　　王　茜　长春中医药大学附属第三临床医院
　　　　　王　晶　北京中医药大学房山医院
　　　　　王文刚　北京中医药大学东方医院秦皇岛市医院
　　　　　王丽娟　北京中联国康医学研究院
　　　　　王笑青　河南省洛阳正骨医院（河南省骨科医院）
　　　　　刘胤伯　长春中医药大学
　　　　　李　芳　广东省中医院
　　　　　李桂云　深圳市罗湖区中医院
　　　　　杨建宇　光明中医杂志社
　　　　　杨翠峰　中国航天科工集团七三一医院
　　　　　郑　浩　江苏省中医院
　　　　　郑玉海　吉林市元润堂
　　　　　律广富　长春中医药大学
　　　　　姜锦林　湖北民族大学附属民大医院
　　　　　黄晓巍　长春中医药大学
　　　　　曹　艳　安徽省石台县人民医院
　　　　　董健彤　长春中医药大学附属医院
　　　　　潘国栋　大名县中医医院

前 言

中医药学博大精深，源远流长，方剂作为其重要组成部分，历经千年传承与发展，至今仍在临床实践中发挥着不可替代的作用。黄芪桂枝五物汤作为张仲景《金匮要略》中治疗"血痹"的经典名方，以其组方精当、疗效确切而备受历代医家推崇。本书旨在系统梳理该方的历史源流、理论内涵、现代研究成果及临床应用经验，为读者呈现一幅古今交融、理论与实践并重的学术图景。

黄芪桂枝五物汤的历史可追溯至东汉时期，张仲景在《金匮要略·血痹虚劳病脉证并治》中首次记载此方，用以治疗"血痹阴阳俱微"之证。该方由黄芪、桂枝、芍药、生姜、大枣五味药组成，体现了仲景"益气温阳，和营通痹"的治法精髓。唐宋以降，历代医家不断拓展其应用范围，明清时期更是在理论阐释与临床运用上取得显著进展，使其成为治疗痹证的基础方剂之一。近现代以来，随着中医药现代化的推进，对该方的研究更是进入了全新的阶段。

在临床各科应用方面，黄芪桂枝五物汤展现了令人瞩目的广适性。内科领域，该方不仅用于风湿性关节炎、类风湿关节炎等痹证的治疗，还在冠心病、糖尿病周围神经病变等现代难治性疾病中显示出独特优势。骨伤科应用中，其对颈椎病、腰椎间盘突出症等疾病的疗效得到临床验证。妇科方面，该方加减用于治疗产后身痛、月经不调等病症亦取得良好效果。本书精选各科典型验案，通过真实案例展示该方在不同病证中的灵活运用与显著疗效，生动体现了中医辨证论治的精妙所在。

现代药化药理研究为黄芪桂枝五物汤的传统功效提供了科学阐释。化学成分研究表明，该方含有黄酮类、皂苷类、多糖类等多种活性成分，这些成分通过多靶点、多途径发挥协同作用。药理学研究证实，该方具有抗炎、镇痛、免疫调节、改善微循环等多种药理活性，为其临床应用提供了现代科学依据。近年来，网络药理学、代谢组学等新技术的应用，进一步揭示了该方"成分-靶点-通路"的复杂作用网络，展现了中药复方整体调节的特色优势。

本书的编撰汇集了古今文献精华与现代研究成果，既有对传统理论的深入阐释，又有对现代研究的系统梳理，更包含丰富的临床应用实例。我们期望通过这种古今对话、中西汇通的方式，帮助读者全面把握黄芪桂枝五物汤的理论内涵与实践价值，为临床工作者提供有益的参考，为科研人员开拓思路，也为中医药爱好者展现经典名方的独特魅力。

经典的价值在于传承，更在于创新。希望本书能够成为读者探索黄芪桂枝五物汤这一中医瑰宝的有益向导，也期待该方在未来能够通过更多高质量研究，为人类健康事业作出更大贡献。由于编者水平有限，书中难免存在疏漏之处，恳请各位读者批评指正。

编者
2025 年 4 月

目 录

第一章　黄芪桂枝五物汤概述　　1

第一节　溯本求源 /1
　一、经方出处 /1
　二、方义 /1
　三、药物组成 /1
　四、使用方法 /1
第二节　先贤论方 /2
　一、《医宗金鉴》 /2
　二、《金匮要略论注》 /2
　三、《金匮要略方论本义》 /2
　四、《竹泉生女科集要·血痹》 /2

第三节　类方简析 /2
　一、桂枝汤 /2
　二、桂枝加黄芪汤 /3
　三、小建中汤 /4
　四、当归四逆汤 /4
　五、桂枝加葛根汤 /5
　六、桂枝芍药知母汤 /5
　七、玉屏风散 /6
　八、防己黄芪汤 /6
　九、黄芪建中汤 /7

第二章　临床药学基础　　8

第一节　方证及方证源流 /8
　一、方证相应源流及发展 /8
　二、方证相应的内涵 /9
　三、黄芪桂枝五物汤的方证
　　　表现 /9
第二节　组方用药分析 /10

　一、黄芪 /10
　二、桂枝 /11
　三、白芍 /11
　四、生姜 /12
　五、大枣 /13

第三章　黄芪桂枝五物汤应用源流　　14

第一节　黄芪桂枝五物汤与血痹 /14
　　一、血痹沿革 /14
　　二、对血痹的现代认识 /16
　　三、黄芪桂枝五物汤治疗血痹
　　　　的研究 /17

第二节　黄芪桂枝五物汤与太阴
　　　　中风证 /18
　　一、太阴病的核心病机 /18
　　二、太阴中风的概念与病机 /19
　　三、太阴中风之主治方药探讨 /20

第四章　黄芪桂枝五物汤辨证要点与配伍特色　　22

第一节　辨证要点 /22
　　一、病因病机分析 /22
　　二、体质特性 /22
　　三、疾病谱 /23

第二节　配伍特色 /23
　　一、组方严谨，配伍巧妙 /23
　　二、多法并举，应用广泛 /24

第五章　黄芪桂枝五物汤的现代临床应用　　27

第一节　内科 /27
　　一、脑梗死 /27
　　二、冠心病心绞痛 /33
　　三、心力衰竭 /38
　　四、糖尿病肾病 /41
　　五、消化性溃疡 /43
　　六、特发性肺动脉高压 /48
　　七、慢性肾小球肾炎 /49
　　八、高血压 /50

第二节　外科与骨科 /51
　　一、血栓闭塞性脉管炎 /51
　　二、糖尿病足 /53

　　三、乳腺癌术后水肿 /57
　　四、神经根型颈椎病 /58
　　五、腰椎间盘突出症 /64
　　六、肩周炎 /68
　　七、重叠综合征 /72
　　八、骨质增生性疾病 /73
　　九、糖尿病周围神经病变 /74
　　十、面神经麻痹 /84
　　十一、类风湿关节炎 /89
　　十二、雷诺氏综合征 /94
　　十三、不宁腿综合征 /99

第三节　妇产科 /101

一、产后身痛 /101
二、产后尿潴留 /109
三、产后多汗 /110
四、慢性盆腔炎 /113
五、功能失调性子宫出血 /115
六、更年期综合征 /115
第四节 儿科 /117
　　一、小儿反复呼吸道感染 /117
二、小儿多汗症 /119
三、小儿发热 /122
四、小儿心悸 /124
第五节 其他病症 /125
一、慢性荨麻疹 /125
二、带状疱疹 /129
三、变应性鼻炎 /132

第六章 现代实验室研究概述　　136

第一节 黄芪桂枝五物汤化学
　　　　成分研究 /136
　　一、黄芪的化学成分 /136
　　二、桂枝的化学成分 /137
　　三、白芍的化学成分 /137
　　四、生姜的化学成分 /138
五、大枣的化学成分 /138
第二节 黄芪桂枝五物汤的药理
　　　　研究 /138
　　一、全方药理作用 /138
　　二、组方各药物的药理研究 /139

参考文献　　150

第一章
黄芪桂枝五物汤概述

第一节 溯本求源

一、经方出处

张仲景《金匮要略·血痹虚劳病脉证并治篇》：

（1）血痹病从何得之？师曰：夫尊荣人，骨弱肌肤盛，重因疲劳汗出，卧不时动摇，加被微风遂得之。但以脉自微涩，在寸口、关上小紧，宜针引阳气，令脉和紧去则愈。

（2）血痹，阴阳俱微，寸口关上微，尺中小紧，外证身体不仁，如风痹状，黄芪桂枝五物汤主之。

二、方义

方中黄芪为君，甘温益气，补在表之卫气。桂枝散风寒而温经通痹，与黄芪配伍，益气温阳，和血通经。桂枝得黄芪益气而振奋卫阳；黄芪得桂枝固表而不致留邪。芍药养血和营而通血痹，与桂枝合用，调营卫而和表里，两药为臣。生姜辛温，疏散风邪，以助桂枝之力；大枣甘温，养血益气，以资黄芪、芍药之功；与生姜为伍，又能和营卫，调诸药，以为佐使。

三、药物组成

黄芪 9g，桂枝 9g，芍药 9g，生姜 18g，大枣 4 枚。

四、使用方法

上药，以水六升，煮取二升，温服七合，日三服。

第二节　先贤论方

一、《医宗金鉴》

以黄芪固卫；芍药养阴；桂枝调和营卫，托实表里，驱邪外出；佐以生姜宣胃；大枣益脾，为至当不易之治也。

二、《金匮要略论注》

此由全体风湿血相搏，痹其阳气，使之不仁。故以桂枝壮气行阳，芍药和阴，姜、枣以和上焦营卫，协力驱风，则病原拔，而所入微邪，亦为强弩之末矣。此即桂枝汤去草加芪也，立法之意，重在引阳，故嫌甘草之缓，不若黄芪之强有力尔。

三、《金匮要略方论本义》

黄芪桂枝五物汤，在风痹可治，在血痹亦可治也。以黄芪为主固表补中，佐以大枣；以桂枝治卫升阳，佐以生姜；以芍药入营理血，济成厥美。五物而营卫兼理，且表营卫里胃肠亦兼理矣。推之中风于皮肤肌肉者，亦兼理矣。固不必多求他法也。

四、《竹泉生女科集要·血痹》

黄芪助气，大枣滋脾阴而助血，桂芍虽云分调营卫，然皆长于行血，生姜重用者，所以温经而散寒，辛通而速行，全资其力也。

第三节　类方简析

一、桂枝汤

方歌：太阳中风桂枝汤，芍药甘草枣生姜，解肌发表调营卫，啜粥温服汗易酿。

组成：桂枝（去皮）、芍药、生姜、大枣（切）各9g，甘草（炙）6g。

功效：解肌发表，调和营卫。

用法：上五味，㕮咀，以水 700mL，微火煮取 300mL，去滓，适寒温，服 100mL。服已须臾，啜热稀粥一升余，以助药力。温覆令一时许，遍身漐漐微似有汗者益佳，不可令如水流漓，病必不除。若一服汗出病瘥，停后服，不必尽剂；若不汗，更服依前法，又不汗，后服小促其间，半日许令三服尽。若病重者，一日一夜服，周时观之。服一剂尽，病证犹在者，更作服；若汗不出，乃服至二三剂。禁生冷、黏滑、肉面、五辛、酒酪、臭恶等物。

主治病的病机：外感风寒表虚证。头痛发热，汗出恶风，鼻鸣干呕，苔白不渴，脉浮缓或浮弱者。

方证药证：本方证为风寒伤人肌表，腠理不固，卫气外泄，营阴不得内守，肺胃失和所致。治疗以解肌发表调和营卫为主。本方证属表虚，腠理不固，且卫强营弱，所以既用桂枝为君药，解肌发表，散外感风寒，又用芍药为臣，益阴敛营。桂、芍相合，一治卫强，一治营弱，合则调和营卫，是相须为用。生姜辛温，既助桂枝解肌，又能暖胃止呕。大枣甘平，既能益气补中，又能滋脾生津。姜、枣相合，还可以升腾脾胃生发之气而调和营卫，所以并为佐药。炙甘草之用有二：一为佐药，益气和中，合桂枝以解肌，合芍药以益阴；一为使药，调和诸药。所以本方虽只有五味药，但配伍严谨，散中有补，正如柯琴在《伤寒附翼》中赞桂枝汤"为仲景群方之魁，乃滋阴和阳，调和营卫，解肌发汗之总方也。"桂枝辛温，辛能散邪，温从阳而扶卫，故为君药。芍药酸寒，酸能敛汗，寒走阴而益营。桂枝君芍药，是于发散中寓敛汗之意；芍药臣桂枝，是于固表中有微汗之道焉。生姜之辛，佐桂枝以解肌表；大枣之甘，佐芍药以和营里。甘草甘平，有安内攘外之能，用以调和中气，即以调和表里，且以调和诸药矣。以桂、芍之相须，姜、枣之相得，借甘草之调和表阳里阴，卫气营血，并行而不悖，是刚柔相济以为和也。

二、桂枝加黄芪汤

方歌：黄汗都由郁热来，历详变态费心裁，桂枝原剂芪加二，啜粥重温令郁开。

组成：桂枝、芍药、黄芪、甘草各 6g，生姜 9g，大枣 6 枚。

功效：助阳散邪，以发郁阻之湿。

用法：以水 800mL，煮取 300mL，温服 100mL。须臾饮热稀粥一升余，以助药力，温覆取微汗；若不汗更服。

主治病的病机：

（1）《金匮要略》：黄汗之病，两胫自冷……若身重，汗出已辄轻者，久久必身瞤，瞤即胸中痛，又从腰以上汗出，下无汗，腰髋弛痛，如有物在皮中状，剧者不能食，身疼重，烦躁，小便不利。

（2）《准绳·类方》：黄疸，脉浮，而腹中和者。

方证药证：方中黄芪益气固表，桂枝、白芍温阳益阴、活络缓急，甘草和中，生姜、大枣调和营卫。

三、小建中汤

方歌：小建中汤君饴糖，方含桂枝加芍汤，温中补虚和缓急，虚劳里急腹痛康。

组成：桂枝 9g，甘草 6g，大枣 6 枚，芍药 18g，生姜 9g，胶饴 30g。

功效：温中补虚，和里缓急。

用法：上六味，以水 700mL，煮取 300mL，去滓，内饴，更上微火消解。温服 100mL，日三服。

主治病的病机：中焦虚寒，肝脾不和证。腹中拘急疼痛，喜温喜按，神疲乏力，虚怯少气；或心中悸动，虚烦不宁，面色无华；或伴四肢酸楚，手足烦热，咽干口燥。舌淡苔白，脉细弦。

方证药证：本证多由中焦虚寒，肝脾失和，化源不足所致，治疗以温中补虚，和里缓急为主。中焦虚寒，肝木乘土，故腹中拘急疼痛、喜温喜按。脾胃为气血生化之源，中焦虚寒，化源匮乏，气血俱虚，故见心悸、面色无华、发热、口燥咽干等。方中重用甘温质润之饴糖为君，温补中焦，缓急止痛。臣以辛温之桂枝温阳气，祛寒邪；酸甘之白芍养营阴，缓肝急，止腹痛。佐以生姜温胃散寒，大枣补脾益气。炙甘草益气和中，调和诸药，是为佐使之用。其中饴糖配桂枝，辛甘化阳，温中焦而补脾虚；芍药配甘草，酸甘化阴，缓肝急而止腹痛。六药合用，温中补虚缓急之中，蕴有柔肝理脾，益阴和阳之意，用之可使中气强健，阴阳气血生化有源，故以"建中"名之。

四、当归四逆汤

方歌：当归四逆用桂芍，细辛通草甘大枣，养血温经通脉剂，血虚寒厥服之效。

组成：当归 12g，桂枝 9g，芍药 9g，细辛 3g，通草 6g，大枣 8 枚，炙甘草 6g。

功效：温经散寒，养血通脉。

用法：上七味，以水 800mL，煮取 300mL，去滓。温服 100mL，日三服。

主治病的病机：血虚寒厥证。手足厥寒，或腰、股、腿、足、肩臂疼痛，口不渴，舌淡苔白，脉沉细或细而欲绝。

方证药证：本方多由营血虚弱，寒凝经脉，血行不利所致，治疗以温经散寒，养血通脉为主。素体血虚而又经脉受寒，寒邪凝滞，血行不利，阳气不能达于四肢末端，营血不能充盈血脉，遂呈手足厥寒、脉细欲绝。此手足厥寒只是指掌至腕、踝不温，与四肢厥逆有别。本方以桂枝汤去生姜，倍大枣，加当归、通草、细辛组成。方中当归甘温，养血和血；桂枝辛温，温经散寒，温通血脉，为君药。细辛温经散寒，助桂枝温通血脉；白芍养血和营，助当归补益营血，共为臣药。通草通经脉，以畅血行；大枣、甘草，益气健脾养血，共为佐药。重用大枣，既合归、芍以补营血，又防桂枝、细辛燥烈大过，伤及阴血。甘草兼调药性而为使药。

五、桂枝加葛根汤

方歌：桂枝汤中葛根入，解肌祛风调营卫。

组成：桂枝 6g，芍药 6g，生姜 9g，炙甘草 6g，大枣 3 枚，葛根 12g。

功效：解肌发表，升津舒经。

用法：上六味，以水 1000mL，先煮葛根减 200mL，去上沫；内诸药；煮取 300mL，去滓，温服 100mL。覆取微似汗，不须啜粥，余如桂枝法将息及禁忌。

主治病的病机：风寒客于太阳经输，营卫不和证。桂枝汤证兼项背强而不舒者。

方证药证：桂枝加葛根汤证是外感风寒，太阳经气不舒，津液不能敷布，经脉失于濡养，所以项背强几几。但有汗出来风，是表虚。所以用桂枝汤减少桂、芍用量，加葛根，取其解肌发表，生津舒筋之功。

六、桂枝芍药知母汤

方歌：桂枝芍药知母汤，甘草生姜与麻黄，白术防风炮附子，寒热错杂此方良。

组成：桂枝 12g，芍药 9g，甘草 6g，麻黄 12g，生姜 15g，白术 15g，知母 12g，防风 12g，附子 10g（炮）。

功效：祛风除湿，通阳散寒，佐以清热。

用法：上九味，以水 700mL，煮取 210mL，每次温服 70mL，日三服。

主治病的病机：诸肢节疼痛，身体尪羸，脚肿如脱，头眩短气，温温欲吐者。

方证药证：桂枝芍药知母汤，对风湿性、类风湿关节炎有卓效。关键在于附子，不用则无效。何绍奇认为：附子用量不足亦不效。

七、玉屏风散

方歌：玉屏风散用防风，黄芪相畏效相成，白术益气更实卫，表虚自汗服之应。

组成：防风30g，黄芪60g，白术60g。

功效：益气固表止汗。

用法：研末，每日2次，每次6～9g，大枣煎汤送服；亦可作汤剂，水煎服，用量按原方比例酌减。

主治病的病机：表虚自汗。汗出恶风，面色㿠白，舌淡苔薄白，脉浮虚。亦治虚人腠理不固，易感风邪。

方证药证：本证多由卫虚腠理不密，感受风邪所致。表虚失固，营阴不能内守，津液外泄，则常自汗；面色㿠白，舌淡苔薄白，脉浮虚皆为气虚之象。方中黄芪甘温，内补脾肺之气，外可固表止汗，为君药；白术健脾益气，助黄芪以加强益气固表之功，为臣药；佐以防风走表而散风邪，合黄芪、白术以益气祛邪。且黄芪得防风，固表而不致留邪；防风得黄芪，祛邪而不伤正，有补中寓疏，散中寓补之意。

八、防己黄芪汤

方歌：防己黄芪金匮方，白术甘草枣生姜，汗出恶风兼身重，表虚湿盛服之康。

组成：防己12g，黄芪15g，甘草（炒）6g，白术9g。

功效：益气祛风，健脾利水。

用法：上锉麻豆大，每服15g，生姜四片，大枣一枚，水盏半，煎八分，去滓温服，良久再服，服后当如虫行皮中，以腰以下如冰，后坐被中，又以一被绕腰以下，温令微汗，瘥。现代用法：作汤剂，加生姜、大枣，水煎服，用量按原方比例酌定。

主治病的病机：表虚不固之风水或风湿证。汗出恶风，身重微肿，或肢节疼痛，小便不利，舌淡苔白，脉浮。

方证药证：本方所治风水或风湿，乃因表虚卫气不固，风湿之邪伤于肌表，水湿郁于肌腠所致。风性开泄，表虚不固，营阴外泄则汗出，卫外不密故恶风；湿性重浊，水湿郁于肌腠，则身体重着，或微有浮肿；内湿郁于肌肉、筋骨，则肢节疼痛。舌淡苔白，脉浮为风邪在表之象。风湿在表，当从汗解，表气不足，则又不可单行解表除湿，只宜益气固表与祛风行水并施。方中以防己、黄芪共为君药，防己祛风行水，黄芪益气固表，兼可利水，两者相合，祛风除湿而不伤正，益气固表而不恋邪，使风湿俱去，表虚得固。臣以白术补气健脾祛湿，既助防己祛湿行水之功，又增黄芪益气固表之力。佐入姜、枣调和营卫。甘草和中，兼可调和诸药，是为佐使之用。

九、黄芪建中汤

方歌：小建中汤芍药多，桂枝甘草姜枣和，更加饴糖补中气，虚劳腹痛服之瘥。

组成：桂枝（去皮）9g，甘草（炙）6g，大枣（擘）4枚，芍药18g，黄芪9g，生姜（切）9g，胶饴60g。

功效：温中补气，和里缓急。

用法：黄芪等六种煎水取汁，入饴糖待溶化后饮用。

主治病的病机：用于气虚里寒，腹中拘急疼痛，喜温熨，自汗，脉虚。

方证药证：黄芪建中汤于小建中汤内加黄芪，是增强益气建中之力，阳生阴长，诸虚不足之证自除。本方以黄芪、大枣、甘草补脾益气，桂枝、生姜温阳散寒，白芍缓急止痛，饴糖补脾缓急。

第二章 临床药学基础

黄芪桂枝五物汤由黄芪、桂枝、白芍、生姜、大枣五味药组成,用量最大的是生姜,以黄芪为君药。

第一节 方证及方证源流

一、方证相应源流及发展

从发展历史上看,方证相应学说由来已久,上海中医药大学朱邦贤认为《五十二病方》的思维模式已经摆脱了单纯经验用药的"原始"状态,逐渐向辨证论治方向发展,也许是"方证论治"萌芽时期的最早记载。南京中医药大学黄煌教授简要地描述了方证相应的源流,认为方证相应学说最早应该从张仲景开始,之后经过许多医家临床和总结,逐渐成为中医实践的重要方法学。比如《伤寒论》第318条:"病皆与方相应者,乃服之"。《伤寒论》出现"柴胡证""桂枝证"等叫法,再者"若柴胡证不罢者,复与柴胡汤"(101条),"病如桂枝证"(166条)等皆是明示。

北京中医药大学刘渡舟,在其《方证相对论》中指出最早提出"方证相对论"的是唐朝的孙思邈,他创造方类证的研究方法,标志着医学界开始从理论和实践结合点上探究方剂辨证思维特征。明清以来,倡导此法最力者为徐灵胎、柯琴。日本古方派的代表人物吉益东洞与徐灵胎同时代,他更加推崇张仲景方证相应的思想,提出"医之学也,方焉耳";"《伤寒论》唯方与证耳";"医之方,随证而变,其于证同也,万病一方,其于证变也,一病万方"。他的著作《类聚方》只谈方证,不讲药理及方意,临证更注重实证,擅长运用腹诊,强调方证相应乃至近乎过激。近现代,方证相应仍指导着许多医家的临床实践。曹颖甫、祝味菊、陆渊雷、范文甫等医家，在中医危急存亡之际，着力于方证研究，有利于中医学术的生存和延续。现代名医岳美中、范中林、吴佩衡、胡希恕等，擅用经方，在方证识别方面总结了许多新的经验。

二、方证相应的内涵

目前中医界对方证学说有不同的见解，总结起来主要有以下两种：第一种，方证是方与病机的对应，证就是病机。如谢鸣认为，病证是疾病处于某一阶段的病因、病位、病性、病势等病理要素的综合表征。而方剂是在治法指导下，针对病机，根据药物的性能及配伍关系，遵循一定的组方规则，将多种药物合并在一起运用。一首方剂总是有其适应的病证。方证相应则是指一个方剂内的药物及其配伍关系与其针对的病证或病理环节之间具有较高的相关性或针对性。以谢鸣、王付等为代表的方证相应是方与病机层次的对应，是目前主流学术界的看法。

第二种，方证是方与症候群之间的对应，证就是症候群。如叶橘泉认为，中医的诊断，不是以病名为对象，而是以患者的个体症候为对象，所以如果要求一个药方对任何人所患的某种病都能有效，那是不可能的。但是任何疾病具有对某一药方的适应证时，应用这个药方都能治愈。所谓辨证论治，不是漫无边际的，要有稳定的疗效，对主要的症候和适应证有效的方剂，必须固化下来，当然必要时可随症加减。日本的"古方派"如吉益东洞及国内一些经方家如叶橘泉、胡希恕等认为方证相应即方与症候或症候群的对应关系。

黄煌教授认为：证，字义证据、证实、证验、症状。方证是以方为名的证。方证就是用方的指征与证据。研究现代方证，主要要回答以下三个问题：第一，该方对何种症状或体征有效？第二，该方对何种症候群或何种疾病有效？第三，该方对何种体质或体质状态有效？

通过对古代及现代临床文献研究，总结临床经验搞清楚以上三个问题，总结出现代方证，为黄芪桂枝五物汤在临床运用中被准确地选择并取得较好的疗效起到帮助，是本文研究的主要目的。

三、黄芪桂枝五物汤的方证表现

高血压、糖尿病、冠心病、动脉硬化、椎-基底动脉供血不足、颈椎病、骨质增生症、肩周炎、老年性关节炎、中风后遗症、周围神经炎、面神经麻痹、血栓闭塞性脉管炎、肢端血管功能障碍、消化道溃疡、不易愈合的伤口、产后腰痛、肥胖症和多汗症等。

黄芪桂枝五物汤最早记载于《金匮要略·血痹虚劳病脉证并治》，此方由桂枝汤倍生姜，去甘草加黄芪而成。其中黄芪为君药，性甘微温，能补益肺气，固表护卫；桂枝可散寒除痹，温经通络，可加强黄芪温阳固卫之效，而黄芪又能助桂枝散邪气不伤正气；芍药有养血敛阴，柔肝止痛之功，与桂枝共为臣药，调营卫和表里；大枣甘温，可益气补血；倍用生姜，以助桂枝散寒之功，与大枣配伍，可助芍药和营卫，又可调和诸药。

黄芪桂枝汤主治表现为肌肤麻木不仁的血痹证。若临床以气虚无以推动血行为主，可重用黄芪，加用党参、白术等补气药；若血行不畅而肢体疼痛，可加用丹参、桃仁、红花等活血行血；若感受风邪而加重肢体麻木者，可加用防风、独活等祛除风邪；若血虚而致血行不畅，可加用当归、鸡血藤等养血活血药；若兼有阳虚者，可加用附子、细辛等散寒温阳。临床使用黄芪桂汤为基础方治疗"血痹"时，可结合患者的具体症状、舌苔脉象加减药方，以提高疗效。

第二节　组方用药分析

一、黄芪

黄芪具有"补小儿五劳七伤"之功，并"益元阳，泻阴火。扶危济弱，略亚人参"。对黄芪的认识既有继承，又有发扬，由此可窥见一斑。药物配伍方面亦有所发挥，认为黄芪"性畏防风，而防风能制黄芪，黄芪得防风，其功愈大。盖相畏而相使者，故二味世多相须而用。"治疗表虚自汗证的玉屏风散便是运用黄芪、防风配伍的一个例证。《得配本草》在前人对黄芪与"茯苓为之使，恶白鲜皮、龟甲"的用药配伍关系基础上，又丰富了黄芪"得枣仁，止自汗；配干姜，暖三焦；配川连，治肠风下血；配茯苓，治气虚白浊；配川芎、糯米，治胎动、腹痛，下黄汁。佐当归，补血；使升、柴，发汗"的配伍关系。严氏则提出"肌表之气，补宜黄芪；五内之气，补宜人参。若内气虚乏，用黄芪升提于表"。2020年版《中华人民共和国药典》上明列黄芪具有"补气升阳，固表止汗，利水消肿，生津养血，行滞通痹，托毒排脓，敛疮生肌"功效，"用于气虚乏力，食少便溏，中气下陷，久泻脱肛，便血崩漏，表虚自汗，气虚水肿，痈疽难溃，久溃不敛，血虚萎黄，内热消渴"。对于黄芪的现代药理研究已经明确有以下几方面：提高造血功能；降血糖血脂；抗心肌缺血；改善血液流变学；保护肾功能；调节免疫系统；抗肿瘤、抗菌、抗病毒、抗辐射、抗疲劳等作用。临床上常用于治疗贫血、出血、糖尿病、心肌缺血、肾炎、肾功能衰竭等病症。

二、桂枝

桂枝，辛、甘、温；入心、肺、膀胱经；发汗解肌，温经通阳，化气行水。《本经疏证》概括桂枝六大功效为："用之之道有六：曰和营，曰通阳，曰利水，曰下气，曰行瘀，曰补中。"《本草求真》记载："驱风散邪，为解肌第一要药"。《本经》还记载桂枝"主上气咳逆，结气，喉痹吐吸，利关节"，《本草思辨录》云："桂枝所优为，在温经通脉，内外证咸宜，不得认桂枝为汗药也"，《用药心得十讲》有记载"桂枝有横通肢节的特点，能引诸药横行至肩、臂、手指，故为上肢病的引经药"。古方中以桂枝为主要药物的方剂很多。如桂枝汤、麻黄汤、桂枝附子汤、黄芪桂枝五物汤、桂枝甘草汤、小建中汤、小青龙汤、桂枝茯苓丸、桂枝加厚朴杏子汤、苓桂术甘汤、五苓散等。随着配伍的变化，桂枝在方中的作用也有所不同。如《伤寒论》桂枝汤，用于风寒袭表，腠理不固，风寒表虚证，用之透达营卫，疏风散寒，与敛阴和营之芍药相须为用，一辛一酸，一散一敛，有发表敛阴，和营益卫的作用。桂枝附子汤、黄芪桂枝五物汤中用桂枝，意在温通经络，散寒止痛；桂枝甘草汤中配伍炙甘草，有通心阳，行气血的作用；小建中汤用桂枝，用以补阳气，暖脾胃，常配白芍、饴糖等养阴养血之品，共奏补虚理劳之效。《金匮》桂枝茯苓丸，借桂枝温通阳气以消瘀血；枳实薤白桂枝汤中，桂枝与瓜蒌、薤白同用，用以补心阳，通阳气；桂枝加厚朴杏子汤中桂枝温阳化饮，与杏仁、厚朴同用，可增平喘之功。此外，桂枝能温阳化气、行水，与茯苓、猪苓、泽泻配伍能增强利水之功，如《伤寒论》五苓散，即为阳不气化、水湿停滞而致小便不利、水肿要方。

三、白芍

芍药为《本经》中品。原文：味苦平。主邪气腹痛，除血痹，破坚积、寒热疝瘕，止痛，利小便，益气。

芍药有赤芍与白芍之分，一般认为赤芍多为野生，而白芍多为栽培。在《本经》时代，恐怕栽培品少见，所提及的芍药当为赤芍；而从临床的角度来看，汉唐时期的方剂所用的芍药，学者们多倾向于用白芍。不过，无论从化学成分，还是从药理作用来看，赤芍与白芍均无显著差别，所以经方家在应用经方时多赤、白芍同用。

芍药味苦，能泻血活血，主治血瘀所致诸症。通过其活血作用以止痛，故主"邪气腹痛，除血痹，破坚积、寒热疝瘕"，以上病证均属瘀血所致，其共同特点是疼痛，不仅因芍药能够活血，同时具有较强的止痛作用，药理研究也证实，白芍与赤芍均含的芍药苷，具有良好的止痛作用，可用于平滑肌与骨骼肌的疼痛。与甘草同用，即芍药甘草汤，临床应用极为广泛；若与当归、桃仁、红花等同用，如桃红四物汤，能够活血止痛，为活血化瘀的基本方。

芍药主治腹痛，还体现在小建中汤、桂枝加芍药汤等诸方中，如小建中汤主治"虚劳里急，悸，衄，腹中痛，梦失精，四肢酸疼，手足烦热，咽干口燥"，而以腹痛为使用要点；桂枝加芍药汤主治"本太阳病，医反下之，因而腹满时痛者"，也是以腹痛为使用要点。相对于桂枝汤而言，二方均重用芍药以治腹痛。虽然小柴胡汤不含芍药，但在方后注中有"若腹中痛者，去黄芩，加芍药三两"的应用记录。

"血痹"一词来源于《金匮要略》："血痹阴阳俱微，寸口关上微，尺中小紧，外证身体不仁，如风痹状，黄芪桂枝五物汤主之。"黄芪桂枝五物汤由黄芪三两，芍药三两，桂枝三两，生姜六两，大枣十二枚组成。方中芍药既能养血，又能活血通脉。

"坚积""疝瘕"均指腹腔内有形可见的结块，多与瘀血有关，因芍药具有活血作用，故能治疗上述诸疾。此类方剂较多，如桂枝茯苓丸主治"妇人癥病"，子宫肌瘤、卵巢囊肿等多见此方证；枳实芍药散主治"产后腹痛，烦满不得卧"；王清任之膈下逐瘀汤、少腹逐瘀汤分别主治膈下、少腹之瘀血肿块。

芍药能够"利小便"，但与其养阴的作用密不可分，临床上主要用于水停而兼阴虚之证，张锡纯称本品为"阴虚有热小便不利者之要药"。现临床较少应用芍药来利尿。复读《伤寒论》："少阴病，二三日不已，至四五日，腹痛，小便不利，四肢沉重疼痛，自下利者，此为有水气，其人或咳，或小便自利，或呕者，真武汤主之。"在临证时，凡有水肿、小便不利诸病证，皆用芍药，或以芍药为主，或主治方中加入芍药，实践验证，芍药利尿确有卓效。

《本经》云本品有"益气"之功，但未查找到相关的临床资料，也无药理实验证实，故存疑待考。

四、生姜

生姜性微温味辛，入肺、胃、脾经。功效：解表散寒，温中止呕，化痰止咳。因其辛温宣散可解表散寒，治疗感冒风寒，头痛鼻塞，温中祛湿可除虚痰而止咳，化湿浊而除痞满；其辣味能刺激胃液分泌而促进消化；所含挥发油既能促进外周血液循环，服后自觉全身温暖并引起发汗，又能反射性地增加胃液分泌，增强胃肠蠕动，调整胃肠功能，去除秽气。其主要成分姜烯对胃黏膜细胞有保护作用且健胃止呕，故有"呕家圣药"之称。概括其在临床中的应用主要有：

（1）用于治疗外感风寒。生姜与桂枝、苏叶、防风等解表药同用，能增强这些药物的发汗作用。《本草纲目》载姜生用发散，熟用和中。丹溪云：留皮则冷，去皮则热。非皮之性本冷也，盖留皮则行表而热去，去皮则守中热存耳。若用于预防受寒、受湿后的感冒，用生姜煮红糖水热饮即可。

（2）用于治疗胃寒呕吐（由感冒或某些消化不良等引起的呕吐），常用生姜汁 3～5 滴服用。《中医学入门》：姜产后必用者，以其能破血逐瘀也。今人但知其为胃药，而不知其能通心肺也。心气通则一身之气正而邪气不能容，故曰去秽恶通神明。与半夏、黄连同用，更能加强止呕效果，方如生姜泻心汤。与竹茹同用则温清相济，益胃清热，增强降逆止呕的功效。

（3）用于解天南星、半夏之毒。遇有喉舌肿痛、灼热等中毒症状时，即用姜汁少许加醋 50～100mL 内服或含漱。

五、大枣

大枣性温味甘，入脾、胃经。功效：补脾益气，生津养血。本品甘温、质润、性暖，既能补脾气，又能滋营阴，为补脾胃不足的常用药。以其甘缓不峻常作为佐使药，入补益剂，以益气养血；入攻逐剂，以保护胃肠；入发散剂，以和营卫。据现代医药研究证实，本品含蛋白质、脂肪、糖类、钙、磷、铁及维生素（A、B_2、C）等成分，具有补脾胃、益气、生津、解除挛急兼有缓和药性和矫味作用。临床观察有镇静和利尿作用，对过敏性紫癜、慢性胃炎有一定疗效，遇湿盛脘腹胀满者不宜应用。其临床应用主要有：

（1）用于脾胃虚弱，作为辅助药。入补气方剂中，此时常与生姜同用。

（2）用于妇人脏躁（相当于更年期症候群、癔病等），常与甘草、浮小麦、麦冬等配伍，如甘草大枣汤加味。此方滋阴降火润燥，可通过其镇静作用而取得疗效。

（3）利用其"甘以缓之"解除挛急的作用，配伍麻黄、熟附子等祛风散寒药，治疗风寒痹痛（风湿性关节炎），方如大枣汤。

（4）缓和药性，与作用较猛烈的药物（芫花、甘遂）配伍，能缓和其峻烈之性，不致伤脾胃。此外，近年来报道，以枣配芹菜根水煎服，能降低血清胆固醇。通常入药的品种较多，有黑枣、红枣、南枣、蜜枣等。

第三章 黄芪桂枝五物汤应用源流

第一节 黄芪桂枝五物汤与血痹

一、血痹沿革

"血痹"一词,始见于《内经》。《灵枢·九针》曰:"邪入于阴,则为血痹。"说明血痹的病因是有"邪",病位为入"阴"。痹者,闭也,闭塞不通之意。举凡邪气侵袭,造成人体各部位气血运行不畅、闭阻不通者,皆可称为痹证。对此,《素问·痹论》篇论述较详。其中包括风寒湿三气各有偏盛的行痹、痛痹、着痹,有合于四时的骨痹、筋痹、脉痹、肌痹、皮痹,有病久不去,内舍五脏六腑之肾痹、肝痹、心痹、脾痹、肺痹、肠痹、胞痹。此外还有一种"痹",本篇虽未明言,但经文论述明确,此处姑且称之为"荣卫痹"。"帝曰:荣卫之气,亦令人痹乎?岐伯曰:荣者,水谷之精气也,和调于五脏,洒陈于六腑,乃能入于脉也。故循脉上下,贯五脏,络六腑也。卫者,水谷之悍气也。其气慓疾滑利,不能入于脉也,故循皮肤之中,分肉之间,熏于肓膜,散于胸腹,逆其气则病,从其气则愈,不与风寒湿气合,故不为痹。"(《素问·痹论》)此段经文前半部分详细阐述了荣卫之气的生理功能和在人体内的分布,后半部分则明确指出,不与风寒湿气合,从其气则愈,若与风寒湿气合,逆其气则也可为痹。在《内经》中已经认识到,在卫外不固、血脉空虚的基础上,外邪客袭是痹证发生的病机所在。"人卧血归于肝……卧出而风吹之,血凝于肤者为痹,凝于脉者为泣,凝于足者为厥。此三者,血行而不得反其空,故为痹厥也……此皆卫气之所留止,邪气之所客也,针石缘而去之。"(《素问·五脏生成论》篇)此处之"痹",虽未明言是何痹,但从"血凝于肤"可以看出,与前面提到的"循皮肤之中,分肉之间""逆其气则病"的"荣卫痹"极其相似。荣卫痹临床表现如何?"其不痛不仁者,病久入深，荣卫之行涩，经络时疏故不通，皮肤不营故为不仁。"（《素问·痹论》）为何出现不痛不仁之症，经曰："痛者，寒气多也，有寒故痛也。"（《素问·痹论》）"荣卫痹"因"卧出而风吹之"，未挟寒邪或寒气少，故不痛或疼痛轻微，而以不仁为主要表现。其治疗方法，"帝曰：以针治之奈何？岐伯曰：五脏有俞，六腑有合，循脉之分，各有所发，各随其过，则病瘳也。"（《素问·痹论》）前面也提过"针石缘而去之"的治法，说明荣卫痹针之可愈。《内经》对痹证的预后也有正确的认识。"帝曰：其时有死者，或疼久者，或易已者，其何故也？岐伯曰：其入脏者死，其留连筋骨间者疼久，其留皮肤间者易已。"（《素问·痹论》）"入脏者"即指五脏痹，"留连筋骨间者"指五体痹及风寒湿痹，"留皮肤间者"即指荣卫痹。

通过分析以上经文，笔者认为，《内经》关于"荣卫痹"的论述非常系统、全面，内容包括病因、病机、病变部位、临床表现、治疗方法以及预后，为后世痹证的发展奠定了很好的基础；《内经》成书年代不详，作者不一，《素问·痹论》的"荣卫痹"与《灵枢·九针》所言"血痹"乃不同作者对同一疾病的不同描述；此外，《内经》对"荣卫痹"的论述与后世对血痹成因、证治方面的论述颇多吻合，而中医气血津液理论认为荣气是血液的重要组成部分，这均可说明《内经》"荣卫痹"为后世"血痹"之渊源。

《中藏经》认为血痹的病位在"心"，为外邪与血相搏而成。《中藏经·论痹第三十三》篇中指出："大凡风寒暑湿之邪……入于心，则名血痹。"该书第三十五篇还专门论述了血痹的病因病机，补充完善了症状与脉象，如云："血痹者，饮酒过多，怀热太盛，或寒折于经络，或湿犯于荣卫，因而血搏，遂成其咎。故使人血不能荣于外，气不能养于内，内外已失，渐渐消削。左先枯，则右不能举；右先枯则左不能伸。上先枯则上不能制于下；下先枯则下不能克于上；中先枯，则不能通疏。百证千状，皆失血也。其脉，左手寸口脉结而不流利，或如断绝者是也。"

此后张仲景不仅补充完善了血痹的病因病机和脉证，更首次提出了治疗方剂。在《金匮要略·血痹虚劳病脉证并治》中记载："问曰：血痹病从何得之？师曰：夫尊荣人，骨弱肌肤盛，重因疲劳汗出，卧不时动摇，加被微风，遂得之。但以脉自微涩，在寸口、关上小紧，宜针引阳气，令脉和紧去则愈。""血痹阴阳俱微，寸口关上微，尺中小紧，外证身体不仁，如风痹状，黄芪桂枝五物汤主之。"认为血痹病由汗出后风寒外侵所致，为"尊荣人"易患之疾。临床症状"身体不仁，如风痹状"，轻者"脉自微涩，在寸口、关上小紧"，治疗"宜针引阳气"，脉和紧去则病愈，重者"寸口关上微，尺中小紧"，宜黄芪桂枝五物汤以益气补虚、温阳祛风。

隋·巢元方虽对仲景所论血痹病因病机做了进一步解释，但并未进行深层次地发挥与补充。《诸病源候论·血痹候》载："血痹者，由体虚邪入于阴经故也。血为阴，邪入于血而痹，故为血痹也。其状，形体如被微风所吹，此由忧乐之人，骨弱肌肤盛，因疲劳汗出，卧不时动摇，肤腠开，为风邪所侵也。诊其脉自微涩，在寸口、关上小紧，血痹也。宜可针引阳气，令脉和紧去则愈。"至清代，唐容川明确指出血痹病的受邪部位，在治疗用药上也有发展。他在《血证论·痹痛》中指出："虚人感受外风，客于脉分则为血痹，仲景用黄芪五物汤，以桂枝入血分，行风最效。失血家血脉既虚，往往感受外风，发为痹痛，或游去不定，或滞着一处，宜黄芪五物汤重加当归、丹皮、红花。"综上所述，血痹病渊源于《黄帝内经》，成熟完善于仲景《伤寒杂病论》，至清代唐容川《血证论》在治疗上更有所发展。

二、对血痹的现代认识

阎瑞兰认为血痹是以局部肢体麻痹或轻微疼痛为主症，因体虚而感受风邪导致血行涩滞，痹于肌肤而成。其本质是虚，外因仅起诱导作用。由于气虚而导致血行痹阻，故用黄芪桂枝五物汤以温阳行痹。

血痹包括现代医学脑血管病后遗症、面神经麻痹、风湿性关节炎或增殖性脊椎炎等多种疾病在内，用黄芪桂枝五物汤加减治疗效果满意，并认为血痹病多属慢性病，病程较长，若针药并投效果更著。周健认为血痹之发病，是由外盛内虚、气血不足之人，外感风寒之邪，血行不畅而成。故治疗血痹不仅要祛风，而且要散寒。

朱家鲁认为，血痹乃风寒湿邪痹着血分，血凝痹阻，经络不通，营卫行涩而致，从血痹脉象"寸口关上小紧"和"尺中小紧"分析，应为寒邪入中、正气拘急之表现，症状是疼痛顽麻相兼。其与风痹的区别在于：血痹是血为寒凝，其麻痛固定不移，随血凝痹阻之处而发生，同时可以由局部向其他部位扩散，脉象小紧；而风痹之证，因风为阳邪，善行数变，故其痛麻游走无定处，其脉应浮缓。血痹的治疗以黄芪桂枝五物汤为主方。

杨霞认为因病邪性质的不同和病邪侵入人体闭阻血脉的部位不同，血痹证又有种种不同，如寒痹、胸痹等，其主要病理变化可概括为心肺主血气功能失常，血脉空虚（所谓体虚），外邪乘虚入于血脉，气血运行迟滞，瘀阻于身体某一部位，即致各种血痹证。

卢继业认为血痹之病，非"尊荣人"独具之症，但凡阳虚、阴血不足之体皆易引发，临床尤以40岁左右妇女为多见，症状以肢体肌肤发凉、麻木、疼痛为主，或唇、舌、面半侧发麻，麻木状如蚁行，以手搓之可减，劳则汗出，恶风甚，常觉风寒彻骨，或伴肌肤挛急疼痛，或关节弹响，舌淡红少苔，或净红舌，或舌面龟裂，脉沉细或涩弱。黄芪桂枝五物汤为血痹首选方剂，根据不同兼挟症可随症加减。宋明会认为血痹成因复杂，见证各异，气血运行不畅为病机关键，但有虚实之分，有不足与不达之别，并将血痹分为气血两虚、气虚血瘀、寒凝血脉、痰湿阻络4型，分别用八珍汤、补阳还五汤、当归四逆汤、二陈汤加减治疗。

血痹所包括的西医学病名，多数认为与周围神经损伤、药物中毒所致末梢神经炎相似，也有人认为相当于西医学的无脉症、多发性大动脉炎、肢端红痛症等。治疗皆遵仲景以黄芪桂枝五物汤为主或用针灸治疗。作为益气养血温阳通痹的最佳组方，黄芪桂枝五物汤不仅用于治疗上述疾病，后人还不断开拓其应用范围，治疗骨关节病、肌肉劳损腰背疼痛以及以身体某一部位麻木为主症的疾患取得了满意的疗效，这为本方的扩大应用积累了可资借鉴的经验。

三、黄芪桂枝五物汤治疗血痹的研究

黄芪桂枝五物汤，即桂枝汤去甘草倍生姜，加黄芪为君药。"血痹"为病证名，是指以营卫气血不足，感受外邪，症见肢体局部麻木的一种病证。《中医辞典》解释黄芪桂枝五物汤就是通过温行阳气，调和营卫，以治疗营卫不足，肢体麻木之血痹。"尊荣人"是一种体质类型，常见于古代养尊处优的达官贵人，该体质以疲倦乏力、体型丰腴、肌肉松软为特点，容易汗出，若房事不节，加之外受风邪，则易患血痹病。由原文可知，"尊荣人"得了"血痹"，常以黄芪桂枝五物汤治之，这里"方""病""人"紧密相扣，似乎提示了一种方证相应思维，且黄煌教授在多种场合谈经方体质时，常以"尊荣人"举例说明，这或许是黄煌教授以"方-病-人"诊疗模式为核心的方证相应学说体系构建的思路源泉。

历代医家对本方研究及应用较多，略举如下：

莫枚士在《经方例释》中论述本方云："此桂枝汤去甘草，倍生姜加黄芪也。为芪姜并用之法，盖发散之力大矣。脉左右俱微而身不仁，其风留着于络，遏其营气，莫此为甚，自非桂枝汤所能治。"故黄芪桂枝五物汤可看成桂枝汤去甘草、重用生姜再加黄芪而成，去甘草则减其走里之力，重用生姜则增其走表之力，黄芪亦走表，吉益东洞谓之"主肌表之水"，故本方趋于肌肤之间，发散之力较桂枝汤强。

清代吴谦在《订正仲景全书金匮要略注》中提到"……黄芪桂枝五物汤者，调养荣卫为本，祛风散邪为末也。"

黄元御在《金匮悬解》则认为：血痹，寸阳尺阴俱微，其寸口、关上则微，其尺中则微而复兼小紧。"脉法"：紧则为寒，以寒则微阳封闭而不上达，故脉紧。外证身体不仁，如风痹之状，以风袭皮毛，营血凝涩，卫气郁遏，渐生麻痹，营卫阻梗，不能煦濡肌肉，久而枯槁无知，遂以不仁。营卫不行，经络无气，故尺、寸、关上俱微。营瘀木陷，郁于寒水而不能上达，故尺中小紧。黄芪桂枝五物汤，大枣、芍药，滋营血而清风木，姜、桂、黄芪，宣营卫而行瘀涩，倍用生姜，通经络而开闭痹也。

徐镛在《医学举要》对黄芪桂枝五物汤的加减进行了论述：《金匮》黄芪桂枝五物汤，即小建中去甘草饴枣加黄芪也，本治血痹，《医宗金鉴》移治偏枯，左半身不遂，则加当归以和血，右半身不遂，则倍黄芪以补气，手软倍桂枝，足软加牛膝……以偏枯由于营卫之虚，故血痹之方，可以通用。

《类证治裁·痹症论治》分析了黄芪桂枝五物汤的病机："有血痹，痹在血分，因劳汗出，卧被风吹，血凝于肤，黄芪桂枝五物汤加当归。"《竹泉生女科集要·调血精义》则提出了黄芪桂枝五物汤在妇科中的应用"……故仲景《金匮》合虚劳论之，而主以黄芪桂枝五物汤，诚不易之圣方也。"

第二节　黄芪桂枝五物汤与太阴中风证

《伤寒论》和《金匮要略》为汉代医家张仲景所著，两书都是以三阴三阳为理论基础，同属张仲景经方医学体系，故常互参共研。在《伤寒论》中，张仲景对太阴中风的论述详于脉症而略于方药，因此，本文基于《伤寒论》《金匮要略》原文，探讨其所论脉症的病机及与之相对应的方药。

一、太阴病的核心病机

六经之为病的提纲证，是《伤寒论》辨证的纲领。六经病各有一条纲领。古人比之以大将建旗鼓，使士卒望而知趋，方能压住阵脚，而能指挥若定。如战场旗鼓可号令全军，提纲证是对六经病的高度概括，是起指导统摄作用的关键。

太阴病提纲证见于《伤寒论》第273条："太阴之为病，腹满而吐，食不下，自利益甚，时腹自痛。若下之，必胸下结硬"。太阴病里虚，津液不化，水饮内生；里虚则津血不生，津亏机体失于温煦而寒。《素问·异法方宜论》曰："脏寒生满病"，《金匮要略·腹满寒疝宿食病脉证治第十》第3条曰："腹满时减，复如故，此为寒"，表现为虚寒性腹满，时发时消；津亏不能温煦濡养，腹中冷痛，喜温喜按。然里虚寒水饮不化，同时中焦虚寒不能制约下焦，水性润下，寒饮下流，故自利为甚；寒饮不化，向上冲逆，故时而作吐；里虚寒则消磨饮食水谷功能不足，所以，饮食不下。由此可见，太阴病水饮较重；同时，太阴病机虽为里虚寒，但里寒在里虚的基础上产生，核心为里虚。因此，太阴提纲证中所论述的太阴核心病机当是"里虚水饮"。

二、太阴中风的概念与病机

《伤寒论》中的"中风"，不仅是病名，也是病因。中（zhòng），受到、遭受之意，《后汉书·王允传》言："以事中允"，李贤注："中，伤也"。"中风"即人体遭受风邪、被风邪所伤之意。因此，凡因受到风邪而得之病，可谓之中风。六经皆有中风，六经中风是在六经病的基础上，感受风邪而成；太阴中风即在太阴病之里虚水饮基础上，外受风邪而成。"太阴中风"出自《伤寒论》第274条："太阴中风，四肢烦疼，阳微阴涩而长者，为欲愈"。"烦疼"为并列结构，"烦"和"疼"都是一种病症，谓疼痛不适。

"四肢烦疼"原因有三：①饮水流行，归于四肢，水饮阻滞，四肢疼重而烦；②津血化生不足，四肢不得内部津血濡养；③邪风外袭，风为阳邪，舒缓伤津，四肢不得津液充养，故疼痛不适。"阳微阴涩"为太阴中风的主脉。阳指浮取，阴指沉取。"阳微"类似于太阳中风桂枝汤证"脉浮缓"或"阳浮而阴弱"，指浮而无力，虽表有邪气，但因正气不足，抗邪无力。"阴涩"指沉取涩滞，津血亏虚、水饮阻滞。《素问·脉要精微论》云："长则气治"，治者，盛满、调平之意；《濒湖脉学》云："长主有余"，脉气盈余，说明胃气充足，里气欲复，故欲愈。《伤寒论》274条揭示的太阴中风病机有里虚水饮津亏、风邪袭表。

由《伤寒论》274条可佐证，太阴中风即在太阴病核心病机的基础上，感受风邪而成。太阴病的核心病机是"里虚水饮"。里虚则化生敷布津血功能不足，水饮内盛而津血亏虚。水饮之邪变动不居，随三焦气机升降而随处为患，可溢于肌表，可归于四肢；津血亏虚不能充盈于表，表上的腠理疏松，防御功能减弱，虚邪贼风乘虚而入。里虚水饮、津亏血弱、邪风侵袭、病位偏表，形成太阴中风证。

三、太阴中风之主治方药探讨

1. 血痹属太阴中风

《金匮要略》不离张仲景三阴三阳辨治体系，各篇之杂病都与《伤寒论》有着密切的联系，而其中的血痹病，就属于《伤寒论》所述的"太阴中风"的范畴。

《金匮要略·血痹虚劳病脉证并治第六》第1条曰："夫尊荣人，骨弱肌肤盛，重因疲劳汗出，卧不时动摇，加被微风，遂得之。但以脉自微涩，在寸口、关上小紧"。《医宗金鉴》曰："尊荣人，谓膏粱之人，素食甘肥"，《金匮要略浅注》谓其："形乐而志苦"，《金匮发微》云："静坐终日，动时恒少"，故尊荣人乃嗜食膏粱厚味、养尊处优、不事劳作之人。关于"骨弱肌肤盛"的解释，《灵枢·根结》谓："夫王公大人，血食之君，身体柔脆，肌肉软弱"，《金匮发微》云："脾阳先已不振，脐肉乏吸收作用，肌肉虽盛，腠理实虚"。因此，"盛"与"弱"两字对举，均是不足之意，可解为形似丰满而腠理疏松。"骨弱肌肤盛"即指此人虽形盛于外，实则内里虚弱，以"里虚"为根本。

张仲景常以"某家""某客""某人"等一类人的方式言其体质，并以体质喻病机。如，胡希恕解"酒客"体质为"蕴湿蕴热"，此处的"尊荣人"嗜食膏粱厚味则易酿生痰饮，"骨弱肌肤盛"以"里虚"为根本，里虚又水饮难化，故其体质特点是"里虚饮重"，恰与太阴病核心病机相吻合，故尊荣人为太阴体质之人。

明尊荣人之体质要旨，则后文彰然而明。里虚饮重，腠理疏松，易受风邪。稍事活动即体倦汗出，腠理更开，卧不安宁，辗转反侧。津血亏虚，卫表不固，微风可袭；水饮不化，溢于肌表。风水相搏，血受风遏，痹阻不通，发为血痹。

再以脉理言病理。"脉自微涩"微即阳微，浮而无力，风邪外袭，津亏抗邪无力之象；涩即涩滞，为血虚饮滞血痹的反应。"在寸口、关上小紧"，小则弱，津血虚；紧则急弦，水饮阻滞。紧者饮也。《伤寒论》第38条："太阳中风，脉浮紧……大青龙汤主之"，由《金匮要略·痰饮咳嗽病脉证并治第十二》中"病溢饮者，当发其汗，大青龙汤主之"可知，大青龙汤为治溢饮方，故太阳中风脉本浮缓，盖因水饮，缓脉变紧。故血痹的病机为里虚水饮、营卫不和、表受风邪。

因此，血痹病即在尊荣人体质特点"里虚水饮"的基础上，"加被微风"，遂得之，与上文所论的太阴中风证病因病机相契合，故血痹属太阴中风。

2. 黄芪桂枝五物汤是太阴中风的主方

黄芪桂枝五物汤出自《金匮要略·血痹虚劳病脉证并治第六》："血痹，阴阳俱微，寸口关上微，尺中小紧，外证身体不仁，如风痹状，黄芪桂枝五物汤主之"。黄芪桂枝五物汤条文，以"血痹"冠之，乃治血痹主方，主治证候当符合血痹病机。太阴中风与血痹病因病机契合，故黄芪桂枝五物汤亦可为太阴中风主方。"阴阳俱微""寸口关上微"津亏营卫俱弱；"尺中小紧"血虚饮重；"外证身体不仁，如风痹状"，水饮阻滞，风邪外袭，同时津血亏虚，营血不能敷布于表，表失濡养，则肌肤麻痹不仁。黄芪桂枝五物汤的脉症与前文所论太阴中风证脉症相符。

黄芪桂枝五物汤组成：黄芪 3 两、芍药 3 两、桂枝 3 两、生姜 6 两、大枣 12 枚。方为桂枝汤去甘草、倍用生姜、加黄芪 3 两。黄芪甘温补益胃气、宣发表里水饮；倍生姜温中化饮、健胃解表，助桂枝通阳行痹、补中解外；芍药养血和营、除血痹；大枣补益中州、调和营卫。五药相合，共奏补中去饮、和营祛风之效，恰解太阴中风里虚饮重、津亏血弱、风邪袭表的病机。

第四章
黄芪桂枝五物汤辨证要点与配伍特色

第一节 辨证要点

一、病因病机分析

通过大量医案分析及临床经验考证，许多医家总结出使用黄芪桂枝五物汤的病因病机。如温桂荣认为黄芪桂枝五物汤主要用于气虚血滞引起的病变，无论病变在脏在腑，或在筋骨之间，或在神经系统，只要病机病证吻合，都有一定的疗效。金伟孝结合多年临床经验，认为黄芪桂枝五物汤证的病机为气虚外感风寒，营卫不和，气血不通。

安徽中医学院的刘晓丽等统计了285例黄芪桂枝五物汤证个案，其中明确记载病因病机的有268例，病因以素体虚弱复感受风、寒或劳累而致为主。有病因记录的病案中，引发或诱发加重的病因有：遇寒受风受凉33例，如气候变凉阴雨、接触冷水、汗出当风；劳累26例（其中劳累汗出3例）；易感冒15例，因感冒加重7例；产后感寒2例、精神紧张加重1例。病机以阴阳失调、气血津液辨证结合经络辨证为主，主要有以下几种类型：气血亏虚，经脉痹阻；阳气不足，气虚血滞；阳气虚衰，寒凝血滞；营虚卫弱，寒邪阻络。

二、体质特性

在刘晓丽等收集的285例个案中，做以下分析。体型体貌：频次由高到低依次为乏力（99，34.74%）、神疲（42，14.74%）、畏寒（24，8.42%）、少气懒言（16，5.61%）、素体弱（9，3.16%）、面白无华（75，26.32%）、面色萎黄（35，12.28%）、体瘦（32，11.23%）或体胖（16，5.61%）。腹诊方面：有腹诊记载10例（包括日本4例），提及腹部症状的58例，提示腹症与本方证的相关性。常见的腹症为：腹胀、腹痛、上腹痛、少腹冷痛、小腹坠、胃脘痛、腹股沟疼痛、胸腹风疹、腹泻。腹征表现有：小腹痛胀或压痛、左下腹疼痛压痛。心理情绪：脾气暴躁与情绪低落各1例，反映与该方证关系不密切。

三、疾病谱

刘晓丽等入选的285例个案中涉及多个系统，列举如下。

神经内科：末梢神经炎、感觉障碍、肢体麻木、糖尿病周围神经病变、面神经麻痹、低热、自汗或盗汗占24.91%；

骨科：颈椎病、肩关节周围炎、腰椎间盘突出症、坐骨神经痛、腰椎管狭窄占10.18%；

妇产科：产后风、产后缺乳、产后自汗、产后掌指麻木、产后腰腿痛、产后关节痛、痛经、月经后期占9.47%；

脑血管科：冠心病、窦性心动过缓、脑血管意外后遗症占7.72%；

皮肤科：荨麻疹占5.61%；

免疫科：雷诺综合征、系统性红斑狼疮占4.91%；

消化科：十二指肠球部溃疡、胃窦炎占3.51%。

第二节　配伍特色

黄芪桂枝五物汤出自《金匮要略》。其药物组成：黄芪、桂枝、芍药、生姜、大枣。原方主治血痹。血痹，是由气血不足，感受外邪致血行不畅、阳气痹阻引起。血痹的主要症状是以肢体局部肌肉麻木为特征，如受邪较重的亦可有酸痛感，所以说"如风痹状"。因其用药精当、组方严谨、配伍巧妙，长期以来，备受中医学者的青睐，已成为临证习用之名方。复习前人对本方的论述，结合临床实践，得出几点体会，简述如下。

一、组方严谨，配伍巧妙

1. 黄芪配桂枝

张仲景以黄芪配桂枝有数种作用。黄芪建中汤中芪、桂相伍，温中益气，散寒止痛；桂枝加黄芪汤中二者相伍，扶正祛邪，使温热之邪从汗而解，邪退而不复伤其表；防己茯苓汤，芪桂相伍，通阳行痹，鼓舞卫阳，使皮水从外而解；

《本草纲目·卷十二》引李杲曰：黄芪"补三焦，实卫气，与桂同功，特比桂甘平，不辛热为异耳。但桂则通血脉，能破血而实卫气，芪则益气也。"实为黄芪与桂枝配伍的精辟之论。本方中黄芪补气升阳，益卫固表；桂枝辛温解肌，温经通阳、活血，二者相配伍，相辅相成，寓通于补，通中有补，补气固表，疏通肌表经脉，祛邪而不伤正。

2. 桂枝配芍药

《医宗金鉴》曰："桂枝君芍药，是于发汗之中寓敛汗之旨，芍药臣桂枝，是于和营中有调卫之功"。两者相配伍因性味不同，一阴一阳，一动一静，彼此对立统一，能调营卫、通经络、利气血、除血痹，使气血运行周匝而止痛。临床用之，二者相伍，药性虽相反，经相制而相成，将其个性中和之，协同产生一种新的作用，使汗多者服之能止汗，汗少者服之能发汗，肌表发热服之能散热，肌表恶寒服之能散寒。

3. 黄芪配芍药

有形之血，生于无形之气，故"血脱者，益其气"。黄芪补气，配伍养血补血之品，则可补气生血，故有"气中血药"之称；芍药养血活血，二者相伍，气血并补，通经活血。

4. 桂枝配生姜

生姜协助桂枝辛散外邪以解肌，温中助阳以达透散之效。

5. 芍药配大枣

和中养营，能增强缓急之效。

6. 生姜配大枣

调脾胃，和营卫。诸药合用，具有温、补、通、调等作用，温阳散寒，通脉利痹，而通达全身。

二、多法并举，应用广泛

1. 扶正祛邪

黄芪桂枝五物汤具补元气扶正气，调荣实卫的独到功效。方中黄芪为君，甘温益气，补在表之卫气，黄芪合当归养血行血通痹，与桂枝、白芍合用，调营卫而和表里，桂枝得黄芪益气而振奋卫阳；黄芪得桂枝，固表而不致留邪。生姜辛温，疏散风邪，以助桂枝之力；大枣甘温，养血益气，以助黄芪、芍药之功，调诸药，共以为佐使。方药配伍精当，共奏益气调营，和血通痹之效。

2. 益气通阳

黄芪桂枝五物汤本为《金匮要略》治疗血痹之方，有益气温经，和血通痹之效。方中黄芪为补药之长，味甘、微温，其禀天之阳气，地之冲气以生，益元气而补三焦，温分肉而充皮肤，为益气温阳之品。桂枝辛、甘，性温。其能温经通脉，助阳化气。得黄芪温补之力则辛甘化阳，通脉之性更甚。阳化气，气行则血行，两药合用，共奏益气血通阳气之功。白芍味酸，禀天地之阴气，兼甲木之气得以生。升而微降，阳中阴也。其养血柔筋，缓急止痛，敛护阴液，以防芪、桂之温。生姜味辛，性温，禀天地之阳气以生。其走而不守，温散寒邪，以助桂枝。大枣味甘，性温平，得土之冲合之气，感天之微阳以生。成无己曰："姜枣辛甘，能行脾胃津液，和营卫，不独专于发散也"。经曰："里不足者以甘补之"。又曰："形不足者，温之以气"。甘可补中，温可益气，甘温共用能补后天之脾胃，脾胃健则升降自达，津液自生，十二经脉自通也。五药同用，补而不滞，温而不伤其津。既补先天之元阳，又补后天之脾胃；既能生其津液濡其经脉，又能温通经络以散寒邪。故而标本兼治，共证"益气通阳"之法。

3. 温阳通脉止痛

疼痛的基本病机源于两方面：①"不通则痛"。气血营卫亏虚，外邪乘虚入内，风寒湿邪内侵，经络不通，气血不畅，则发为疼痛。《素问·举痛论》谓："寒气客于脉中，则血泣脉急"。本方桂枝、黄芪、生姜皆辛温，通阳走表，散邪通经，恰合风寒湿邪致痛的病机。《素问·调经论》谓："血气者，喜温而恶寒，寒则泣不能流，温则消而去之"。②"不荣则痛"。营血不足，筋脉失养，则拘急而痛，方中芍药、大枣甘温，养营血，故可治疗营血不足、器官失荣之痛。所以临床广泛应用本方治疗头面、项背、四肢疼痛等病证。

4. 温阳宣痹通络

张仲景谓本方主治"身体不仁，如风痹状"。纵观历代医家对麻木不仁的认识，刘河间、张子和主风寒湿痹阻，李东垣则主气虚，朱丹溪集诸家之经验，指出"麻是气虚,木是湿痰死血"。《杂病源流犀烛》则强调"气虚是本,风痰是标"。本方中黄芪甘温益气,桂枝辛温通阳,二者配伍,相得益彰,更加芍药活血通痹,诸药合用,温阳宣痹通络,故可治疗麻木不仁等病证。

5. 温阳益气通脉

肢体筋脉迟缓,软弱无力,不能随意运动,肌肉萎缩,属痿证范畴。《素问玄机原病式·五运主病》谓:"痿,谓手足软弱,无力运运也"。黄芪甘温,具生发之性,补气升阳,善走肌表;陆渊雷谓:"黄芪能振肌表之正气",治"肌表衰弱";日本有学者认为,该药能增进横纹肌功能,使肌表组织功能恢复。桂枝辛甘温,入肺、心、膀胱三经,能温能通,振奋气血,透达营卫,可外行解散肌腠风寒,内行温通经脉寒滞、活血通经。芍药"除血痹止痛"。诸药合用,益气和营,温阳散寒,通脉利痹,能通达全身,具有温、补、通、调等作用,因此可治疗肌肉萎软、乏力,或肌肉萎缩等症。后世医家用益气温阳法治疗痿证多效法此方。

6. 缓急祛风止痉

痉证、抽搐类疾患,《内经》对其病因多从外邪立论,认为系风寒湿邪,侵袭人体,壅阻经络所致。《金匮要略》认识到伤亡津液可以致痉。《景岳全书·痉证》则认为:"凡属阴虚血少之辈,不能营养筋脉,以致拘挛僵仆者,皆是此证。"本方桂枝、芍药相配伍,既发散外邪,疏通经络,又滋养营血,缓急舒筋。故对面部、四肢抽掣等症,病因无论外邪壅阻,还是阴津内伤,均有较好疗效。

第五章 黄芪桂枝五物汤的现代临床应用

第一节 内科

一、脑梗死

1. 疾病概况

脑梗死的致死率及致残率均较高,主要由于脑动脉硬化及血流动力学改变,血液凝集于脑动脉管腔中,造成管腔闭塞、狭窄,引起侧支循环不畅,导致脑组织缺血缺氧、变性坏死。

中医学认为,脑梗死属"中风"范畴,主张以益气、活血、补气、通脉为治疗原则。黄芪桂枝五物汤具有益气活血、补气通脉的功效,可有效改善患者神经缺损及血流动力学状况。

2. 临床运用

(1) 黄芪桂枝五物汤联合尼莫地平治疗脑梗死

方法:选取脑梗死患者84例,随机分为研究组和对照组各42例。对照组两组患者均进行控制血压及血糖、纠正水电解质紊乱、营养脑神经等常规治疗。对照组给予尼莫地平注射液8mg,加入0.9%氯化钠注射液500mL进行稀释后静脉滴注,1次/天。治疗7天后改为口服尼莫地平分散片,20mg/次,3次/天,同时给予银杏达莫注射液20mL,加入5%葡萄糖注射液250mL中予以静脉滴注,1次/天。研究组在对照组基础上加用黄芪桂枝五物汤进行治疗,方剂组成:党参30g,黄芪60g,水蛭、石菖蒲、桂枝各9g,川芎、白术各15g。加水煎煮,取汁400mL,分两次服用,每日1剂。两组患者均连续用药21天。

结果： 治疗前，两组神经功能缺损评分比较无显著差异，$P > 0.05$；治疗后，两组 NIHSS 评分均有所改善，且研究组改善程度显著优于对照组，$P < 0.05$。研究组治疗总有效率为 95.24%，明显高于对照组的 80.95%，$P < 0.05$。治疗前，两组各项血流动力学指标比较无显著性差异，$P > 0.05$；治疗后，研究组血流动力学指标改善程度明显优于对照组，$P < 0.05$。

结论： 黄芪桂枝五物汤联合尼莫地平治疗脑梗死有较好疗效，可有效改善患者神经功能及脑循环，且安全性较高，有利于疾病的转归和预后，值得临床推广应用。

（2）黄芪桂枝五物汤辅助治疗对脑梗死恢复期患者神经功能及脑血流动力学的影响

方法： 选取脑梗死恢复期气虚血瘀证患者 100 例，采用随机数字表法分为观察组和对照组，每组 50 例。对照组常规脑梗死恢复期治疗，包括常规阿司匹林肠溶片抗血小板药物、脑细胞营养药和常规康复训练，本研究采用阿托伐他汀钙片。观察组在对照组基础上，予以黄芪桂枝五物汤辅助治疗。药物组成：黄芪 15g，桂枝 12g，白芍 12g，生姜 25g，大枣 4 枚。水煎浓缩药液 400mL，早晚温服 200mL，5 天为 1 个疗程，治疗 3 个疗程。

结果： 观察组和对照组均有 1 例患者不耐受中药（药物）未完成疗程，对照组有 1 例患者因不喜医院环境提前出院，中断疗程。治疗前两组 CNDS 和 NIHSS 评分均无统计学意义（$P > 0.05$），治疗后两组 CNDS 和 NIHSS 均较治疗前降低（$P < 0.05$），且观察组的下降程度较对照组更低（$P < 0.05$）。

结论： 黄芪桂枝五物汤辅助治疗能有效改善脑梗死恢复期患者神经功能、运动功能和日常生活能力，同时在脑血流动力学中提升评价血流量，降低阻力指数和搏动指数。

（3）壮医莲花针拔罐逐瘀法联合黄芪桂枝五物汤加附子治疗脑梗死偏身麻木

方法： 将 50 例脑梗死患者随机分为两组。治疗组予以壮医莲花针拔罐逐瘀法治疗，穴位以患侧手足阳明经穴为主，辅以少阳、少阴经穴。上肢：肩髃、曲池、手三里、内外关、合谷。下肢：环跳、阳陵泉、足三里、三阴交。用壮医莲花针叩击相应穴位，然后在叩击部位拔罐，吸出瘀滞的气血，8～15min 后取罐，用消毒棉签擦干吸出的瘀血，清洁治疗部位。每 2 天 1 次，10 次为 1 个疗程；黄芪桂枝五物汤加附子治疗，处方：附子 20g（先煎 2h），黄芪 30g，桂枝 10g，白芍 30g，大枣 6g，生姜 10g，甘草 6g。每天 1 剂，水煎分 3 次温服，20 天为 1 个疗程。对照组根据病情给予常规疗法：注射用丹参 0.8g 加入 0.9% 氯化钠注射液 250mL，静脉滴注，每天 1 次，20 天为 1 个疗程；甲钴胺片，每次 500μg，每天 3 次。口服，20 天为 1 个疗程。两组均治疗 1 个疗程后评价疗效。

结果： 治疗组治愈 9 例，显效 13 例，有效 2 例，无效 1 例，总有效率为 96%；对照组治愈 4 例，显效 11 例，有效 5 例，无效 5 例，总有效率为 80%，治疗组的临床疗效明显优于对照组（$P < 0.05$）。

结论： 壮医莲花针拔罐逐瘀疗法联合黄芪桂枝五物汤加附子治疗脑梗死偏身麻木的临床疗效显著。

（4）黄芪桂枝五物汤加减治疗脑梗死

方法： 将患者随机分为两组，治疗组给予西医常规治疗联合黄芪桂枝五物汤加减，对照组给予西医常规治疗；比较两组神经功能缺损程度评分、临床总有效率以及其对血清肿瘤坏死因子 α 浓度的影响。两组均给予降颅压、改善脑水肿、抗血小板聚集、营养脑神经、调控血压和血糖等常规治疗。治疗组另予黄芪桂枝五物汤加减：黄芪 30g，桂枝 20g，芍药 20g，桃仁 15g，红花 15g，川芎 10g，赤芍 10g，全蝎 9g，地龙 2 条，生姜 12g，大枣 6 枚。每日 1 剂，水煎分服。3 周为 1 个疗程。两组均于治疗前和疗程结束后抽取空腹静脉血 4mL，离心留取血清，采用酶联免疫吸附法检测血清 TNF-α 浓度。

结果： 两组神经功能缺损程度评分比较，两组治疗后神经功能损伤与治疗前相比均明显下降（$P < 0.01$）；治疗组下降程度较对照组明显（$P < 0.01$）。两组临床疗效比较，结果示治疗组明显高于对照组（$P < 0.01$）。两组治疗前后血清 TNF-α 水平比较，两组治疗后血清 TNF-α 水平均明显下降（$P < 0.05$）；治疗组下降程度较对照组明显（$P < 0.01$）。

结论： 黄芪桂枝五物汤加减治疗脑梗死临床疗效可靠，其机制可能与下调促炎因子表达，减轻炎症反应，减少血管内皮损伤，保护脑组织细胞有关。

（5）加减黄芪桂枝五物汤治疗缺血性中风恢复期气虚血瘀证

方法： 选取符合条件的缺血性中风恢复期气虚血瘀证的患者，随机分为治疗组和对照组。前者采用加减黄芪桂枝五物汤治疗，后者采用人参再造丸浓缩丸治疗，两组均加用阿司匹林肠溶片治疗，余一般常规治疗处理均相同，分别于治疗前、治疗后评定临床综合疗效及中医症候学疗效，记录神经功能缺损评估积分、日常生活活动能力评分及中医证候学积分，并于治疗前后检测血液流变学指标。

结果： 经统计学分析，治疗组与对照组总有效率有显著性差异，两组病例治疗前神经功能缺损程度评分及中医症候评分经统计学处理，差异无显著性。两组患者治疗前后血液流变学变化的比较，治疗组和对照组治疗前后各项指标经检验，治疗前两组指标无显著差异，治疗后比较有显著性差异，说明治疗组在改善血液流变学指标方面疗效明显优于对照组。两组所有病例在临床治疗观察期间，均未出现明显不良反应及副作用。

结论：研究结果表明加减黄芪桂枝五物汤治疗缺血性中风恢复期气虚血瘀证疗效肯定，优于人参再造丸浓缩丸。其可降低神经功能缺损，改善中医症状、日常生活活动能力及血液流变学指标，提高患者生活质量。此方疗效可靠，值得临床进一步研究。

3. 医案精选

（1）精选医案1

患者，男，62岁。

临床表现：患者罹患高血压病5年。1个月前突发左侧肢体瘫痪。CT检查明确诊断为脑梗死，经住院治疗后病情好转。现遗有左侧肢体活动不利，左上肢抬举不能，左下肢行走不能，伴肢体麻木、口舌㖞斜、言语不清、面色萎黄。舌淡、苔薄白，脉弦细涩。

中医诊断：气虚血瘀，血脉痹阻。

治法：补气活血，化瘀通络。

处方：黄芪桂枝五物汤加味。

黄芪50g，白芍30g，赤芍、川芎、当归各15g，桃仁、大枣、桂枝各10g，炒地龙、桑枝、川牛膝各12g，水蛭、红花各6g，生姜3片。

复诊：连服15剂后，左侧肢体活动较前好转，麻木减轻，言语渐清。续服30剂后，左侧肢体活动基本恢复正常，生活能够自理，肢体麻木感消失，言语清。

随访1年，病情未复发。

按：本例患者年高体弱，气虚血瘀，血脉痹阻而致肢体活动不利，故见肢体麻木、面色萎黄、口舌㖞斜。方中重用黄芪补气，配当归、赤芍、川芎、红花、桃仁养血活血，化瘀通络；炒地龙、水蛭破血化瘀，搜风祛邪通络；白芍、桂枝、桑枝温经通脉，调和营卫；川牛膝祛瘀通脉；生姜、大枣散风养血。调和诸药，共奏益气养血、活血化瘀、温经通痹之功。

（2）精选医案2

患者，男，65岁。

临床表现：患者患高血压病10年余，3个月前因过劳突然出现右侧肢体瘫痪，行头部CT检查诊为脑梗死，经住院治疗后病情好转，遗留有右侧肢体活动不利。

刻下症见：右侧肢体活动不利，上、下肢肌力2级，伴见右侧肢体麻木，乏力，言语不清，面色萎黄，舌淡，苔薄白，脉细涩。

中医诊断：气虚血瘀，血脉痹阻。

治法：益气活血。

处方：黄芪桂枝五物汤加味。黄芪15g，桂枝10g，白芍10g，生姜15g，大枣15g，川芎10g，牛膝10g，天麻10g。7剂，日1剂水煎服，并嘱其功能锻炼。

复诊：7剂后自觉右侧肢体麻木有所减轻。后以初诊方加减。

连服15剂后复诊：右侧肢体活动较前好转，麻木不显，言语较前清晰。

又30剂后复诊：右侧肢体活动基本恢复正常，上、下肢肌力4级，生活基本可以自理，言语较清。

按：中风后之半身不遂，多由于气虚不能运血，气不能行，血不能荣，气血瘀滞，脉络痹阻所致。该患者年老体虚，复因劳倦内伤，脏腑阴阳失调，气血逆乱，脑脉痹阻而发为中风。方中以黄芪桂枝五物汤益气养血和血，温阳通脉，川芎、牛膝化瘀通络，天麻平肝息风祛痰以治其言语不清。临床上，本方应与补阳还五汤相鉴别，前者治在温补、温通，而后者治在补气以行血。

（3）精选医案3

患者，女，58岁。

临床表现：因左侧肢体功能障碍1周，言语謇涩2天就诊，伴左侧肩酸痛，面色苍白，舌质淡，苔薄白，脉弦细无力。无头痛、头晕、恶心、呕吐等症状。既往有再生障碍性贫血病史1年。查体：血压150/90mmHg，贫血貌，心肺听诊无异常。神经系统检查：左侧鼻唇沟变浅，伸舌左偏，左侧上下肢肌力0级，肌张力增强，双侧巴宾斯基征阴性。

辅助检查：脑CT示右侧顶叶大面积脑梗死。血CBC：WBC $1.5×10^9$/L，RBC $1.4×10^{12}$/L，HGB 54g/L，PLT $30×10^9$/L。血液流变学检查：FIB 2.39g/L，ESR 69mm/h、HCT 19%，血浆黏度及全血还原黏度正常。

西医诊断：再生障碍性贫血合并脑梗死。

中医诊断：血虚风动。

治法：益气养血，活血通脉。

处方：黄芪桂枝五物汤化裁。

黄芪30g，桂枝3g，白芍15g，当归10g，丹参10g，阿胶（烊化）10g，三七粉（冲服）3g，太子参30g，炒白术10g，炙甘草3g。水煎服，日1剂。同时输全血400mL以改善贫血状态。

复诊：治疗 7 天后，患者言语清晰，左下肢肌力 3 级，肌张力增强，左上肢肌力 0 级，挛缩不伸。于上方加桑枝、鸡血藤等治疗月余，肢体功能基本恢复正常。

按：患者再生障碍性贫血，生血不足，致肝血渐亏，血不荣络，筋脉失养，虚风内动，肢体拘挛不伸以致偏瘫。面色苍白，舌质淡为血虚之象，脉细乃脏真之亏，脉弦乃肝木之旺，该病本虚标实，正如《灵枢·刺节真邪》篇云："虚邪偏客于身半，其入深，内居营卫，营卫稍衰则真气去，邪气独留，发为偏枯"。薛立斋曰："此非外来风邪，乃本气自病也……然左半体者，肝肾所居之地，肝主筋，肾主骨，肝藏血，肾藏精，精血枯槁不能滋养，故筋骨偏废而不用也"。同时，患者重度贫血，脑部供氧不足，致脑血管反射性痉挛，进而血栓形成，发为脑梗死。本病的治疗应谨守病机，运用黄芪桂枝五物汤化裁以益气养血，活血通脉。其中黄芪、当归为当归补血汤，取其益气养血兼有益气活血之意，配阿胶、白芍养肝之阴血；太子参、炒白术、炙甘草益气健脾，培补气血生化之源；三七为活血止血、祛瘀通络之要药。本病虽有瘀血内停，但又有出血之虞，三七为必用之品；一味丹参，功同四物；桂枝通痹止痛，桑枝疏经通络。在中药治疗的同时配合输血以改善贫血状态，使筋脉得养，虚风自平。现代药理研究发现：黄芪、当归、丹参有扩张血管作用。阿胶有加速血液中红细胞和血红蛋白生长的作用，桂枝有镇痛作用。统观全方，补泻结合，标本兼顾，谨守病机，理法方药浑然一体，故愈出自然矣。

（4）精选医案 4

患者，男，61 岁，初诊。

临床表现：患者 2 年前患腔隙性脑梗死，住院治疗后，肢体功能恢复良好，无偏瘫失语，生活能够自理。但 2 年来左侧肢体麻木有增无减。近因劳累肢体麻木加重，面色萎黄，精神萎靡，舌淡有齿痕，苔薄而滑，脉缓弱无力。

中医诊断：血虚阳微，络脉不畅。

治法：温经通脉。

处方：黄芪桂枝五物汤加减。

黄芪 40g，桂枝、白芍各 15g，生姜、桃仁、地龙各 12g，红花 10g。每日 1 剂，水煎服。

复诊：6 剂后，精神转佳，肢麻减轻，脉沉缓。守方 9 剂，症状消失。

随访 3 年未复发。

按：患者气虚血瘀日久，气虚及阳则虚寒内生，瘀血不去则新血不生，终成阳虚寒凝，血虚血瘀之势。方取黄芪桂枝五物汤温经通脉；仿补阳还五汤方意，加地龙、桃仁、红花活血通络。二方殊途同归，功效协同，与本病病机恰合，故使累月之肢麻豁然而愈。

二、冠心病心绞痛

1. 疾病概况

冠心病是冠状动脉粥样硬化性心脏病的简称。冠心病心绞痛是心内科临床常见的一种疾病，属中医"心痛""胸痹""厥心痛"等范畴，其临床特征表现为喘息不得卧，胸部或心前区膻中部位阵发性憋闷、气短。冠心病心绞痛在40岁以上的人群中发病率较高，脑力劳动者居多，且男性多于女性。其主要发病机制为脂质和复合糖积聚于冠状动脉内膜并形成出血和血栓，使得冠状动脉发生粥样硬化，管壁上形成斑块；中医观点认为其病机总属本虚标实，本虚以阳气亏虚为主，标实以瘀血、痰浊多见，其主要相关因素为老年体弱、寒邪内侵、情志失调等。目前，冠心病心绞痛的临床治疗大多集中在活血化瘀方面，由于其致病原因较为复杂，所以对冠心病心绞痛的临床治疗亦不能忽视其正气不足的特点。

2. 临床运用

（1）加味黄芪桂枝五物汤联合麝香保心丸治疗冠心病心肌梗死

方法：选取冠心病心肌梗死患者58例，随机分为2组。常规组患者在常规治疗基础上给予麝香保心丸治疗；研究组患者在常规治疗基础上联合黄芪桂枝五物汤加味治疗。加味黄芪桂枝五物汤方：黄芪30g，白芍20g，桂枝12g，大枣6g，炙甘草16g，人参9g，丹参15g，威灵仙10g，三七6g，炒白术12g，生姜6g，羌活12g，川芎15g。清水煎至200mL，温服，每日1剂，日服2次，1周为1个疗程，共服14剂。若气虚甚者，重用黄芪，加党参以益气固表；阳虚肢冷者，加附子、细辛以温阳散寒；风邪偏盛者，加防风、防己以祛风通络；兼血瘀者，加桃仁、红花活血通络。

结果：①心率与血压。两组患者治疗前后心率与血压比较，两组治疗前心率与血压无明显差异，差异无统计学意义（$P > 0.05$）；治疗后研究组心率与血压改善情况明显优于常规组患者，差异有统计学意义（$P < 0.05$）。②中医证候评分。两组患者治疗前中医证候评分无明显差异，差异无统计学意义（$P > 0.05$）；经治疗第一疗程与第二疗程后中医证候比较，研究组中医证候评分改善情况显著比常规组更佳，差异有统计学意义（$P < 0.05$）。

结论： 加味黄芪桂枝五物汤联合麝香保心丸治疗可有效改善冠心病心肌梗死患者中医证候，并加强疗效。

（2）黄芪桂枝五物汤治疗冠心病心绞痛

方法： 选取冠心病心绞痛患者 142 例，按就诊顺序进行编号并随机分为对照组和观察组各 71 例。对照组患者行冠心病心绞痛常规治疗，研究组患者在对照组治疗基础上加用黄芪桂枝五物汤加味治疗，观察两组各临床指标，并进行对比分析。

结果： 治疗后研究组心电图治疗有效率 90.14%，明显高于对照组 74.65%，且其症状治疗有效率 94.37%，亦明显高于对照组 80.28%，两组间差异具有统计学意义（$P < 0.05$）；研究组心绞痛发作频率（0.55 ± 0.12）次/日、持续时间（2.56 ± 1.01）min/次及硝酸甘油用量（2.94 ± 1.12）片/周，均明显低于对照组患者相应指标（1.31 ± 0.93）次/日、（4.52 ± 1.35）min/次、（7.11 ± 2.31）片/周，各项指标两组间比较差异有统计学意义（$P < 0.05$）。

结论： 黄芪桂枝五物汤加味治疗冠心病心绞痛安全有效，可快速缓解症状，提高治疗效果，减少用药剂量。

（3）黄芪桂枝五物汤加味治疗冠心病心绞痛

方法： 选取 160 例冠心病心绞痛患者分为试验组和对照组各 80 例，试验组给予黄芪桂枝五物汤加味治疗，对照组给予常规西医治疗，同时对两组患者临床疗效、心电图改善情况、生存质量和日常生活能力及血脂水平进行观察与检测，且对所得数据予以统计学处理分析。根据病情，选择性给予两组患者以下常规西医治疗，包括吸氧、硝酸酯类药物（单硝酸异山梨酯）、β受体阻滞剂（倍他乐克）、钙离子拮抗剂（尼莫地平）、阿司匹林抗血小板聚集、低分子量肝素钙抗凝等相关对症处理及一般支持治疗；试验组则在上述治疗基础上加用黄芪桂枝五物汤加味，即黄芪 30g，桂枝 15g，白芍 20g，生姜 10g，大枣 4 枚。心血瘀阻者加用桃仁 12g，红花 12g，丹参 15g；心阳不振者加用淫羊藿 15g，干姜 12g；心阴不足者加用当归 15g，生地黄 20g，阿胶 15g；痰浊闭塞者加用石菖蒲 12g，白芥子 12g，枇杷叶 15g；寒凝气滞者加用瓜蒌 8g，半夏 12g，附子 6g，干姜 6g；心悸失眠者加用远志 12g，酸枣仁 12g；痛甚者加用五灵脂、乳香、没药各 10g。以上中药水煎服，每日 1 剂，早晚温服。7 天为 1 个疗程，连续服用 8 个疗程。

结果： 通过对两组患者不同时间段临床疗效对比后显示，在治疗第 4 个疗程时两组患者总有效率相比无明显差异（$P > 0.05$），而于第 8 个疗程结束时两组患者总有效率相比（$P < 0.05$），提示黄芪桂枝五物汤加味远期治疗效果明显优于常规治疗。通过对两组患者不同时间段心电图改善情况对比后显示，在治疗第 4 个疗程时两组患者心电图改善总有效率相比无明显差异（$P > 0.05$），而于第 8 个疗程结束时两组患者心电图改善总有效率相比差异显著（$P < 0.05$）。通过对两组患者血脂水平检测后显示，试验组在治疗第 4 个疗程、第 8 个疗程结束时血清总胆固醇、低密度脂蛋白、三酰甘油水平明显低于对照组（$P < 0.05$）。通过对两组患者生存质量和日常生活能力评分后显示，在治疗第 4 个疗程时两组患者生存质量、日常生活能力相比无明显差异（$P > 0.05$），而与第 8 个疗程结束时两组患者上述内容相比（$P < 0.05$），提示试验组能明显改善患者生存质量、提高患者日常生活能力。

结论：黄芪桂枝五物汤加味能明显改善此类患者临床症状、心电图表现；同时还能有效调控血脂，对延缓动脉粥样硬化、稳定斑块具有重要价值；另外通过对加用黄芪桂枝五物汤的冠心病心绞痛者生存质量和日常生活能力进行观察与数据统计后显示，此类患者生存质量和日常生活能力评分明显优于常规治疗者，也印证了结果中临床疗效的有效性及可靠性。

（4）黄芪桂枝五物汤加减治疗冠心病心绞痛

方法：选择冠心病心绞痛患者 196 例，随机均分为观察组和对照组，各 98 例。对照组在心绞痛急性发作期，使用硝酸甘油（每片 0.3mg）舌下含服，平时使用硝酸异山梨酯（10mg），每日 3 次，1 个月为 1 个疗程。观察组在对照组的基础上，加用黄芪桂枝五物汤加味治疗，药方为：黄芪 30g，桂枝 9g，白芍 14g，生姜 18g，大枣 12 枚，红花 12g，丹参、薤白各 10g，炙甘草 15g。每天 1 剂，水煎 2 次，分两次服用，两周为 1 疗程，2 个疗程间隔 2 天。

结果：观察组和对照组治疗的总有效率分别为 83.67% 和 65.30%，两组临床疗效差异具有统计学意义（$\chi^2=8.6991$，$P < 0.05$）。

（5）加味黄芪桂枝五物汤治疗冠心病心肌梗死

方法：随机将 48 例冠心病心肌梗死患者分为中西药综合治疗组、单纯西药对照组，观察用药后 2h 内患者心前区胸部疼痛症状的缓解状况、2 周内血清心肌酶谱的变化情况、3 个月内患者胸痛等症状的发作情况等。对照组：除采取心肌梗死的常规措施外，主要给以缓解血管平滑肌痉挛，降低心肌耗氧量的硝酸甘油 20mg 加 5% 葡萄糖 250mL，静脉滴注，每日一次，连用 3 天；并给以溶解血栓药物尿激酶 150 万 U+0.9% 氯化钠注射液 100mL，静脉滴注，半小时滴完，一次性给药。其他常规治疗继续治疗 3 周。治疗组：除用对照组治疗方案外，再用加味黄芪桂枝五物汤内服。处方：黄芪 30g，当归 25g，桂枝 9g，白芍 15g，生姜 6g，大枣 6 枚。每剂加水煎煮两次，将煎液浓缩至 100mL，每次空腹服 50mL，每日 2 次。疗程为 2 周。

结果：初期治疗 2h 后，治疗组胸痛缓解率为 92%、对照组胸痛缓解率为 89%，两组比较无显著性差异（$P < 0.05$ 或 0.01）。观察治疗 3 个月的远期效果，治疗组的总有效率为 95.8%，对照组的总有效率为 87.4%，两组比较具有显著性差异（$P < 0.05$）。

结论：加味黄芪桂枝五物汤在改善心肌损害，加快心肌细胞修复，减少复发方面有良好作用。

3. 医案精选

（1）精选医案 1

患者，男，57 岁。

临床表现：主诉背寒怕冷，如负寒冰，秋冬季必处温室，身着厚衣。既往有冠心病病史 10 余年。观其舌质暗淡，苔白灰，脉沉紧。心电图示Ⅱ、Ⅲ、aVF、V1～V6 导联 ST 段、T 波普遍压低倒置。

中医诊断：胸阳痹阻，阴寒凝滞。

治法：益气温经，和血通痹。

处方：黄芪桂枝五物汤加减。

黄芪 30g，桂枝 10g，当归 10g，川芎 15g，赤芍、白芍各 10g，制附子 10g，薤白 10g。水煎服，日 1 剂，10 剂。

复诊：背寒逐渐消失，感觉如常，继服 10 剂，巩固疗效。

按：黄芪桂枝五物汤为《金匮要略》治疗血痹之常用方，功用为益气温经、和血通痹，该病人虽非血痹之证，然其主要病机为寒客血脉、凝涩不通、胸阳痹阻，故适用于黄芪桂枝五物汤。黄芪为君，甘温益气，鼓舞阳气之运行；桂枝温经而通痹，与黄芪配伍，益气温阳，和血温经；当归、川芎、赤芍、白芍养血活血，化瘀通脉；加附子、薤白温中散寒，辛温通阳。治疗阴寒凝滞胸痹之证，单纯温阳药物有时不一定能达到温通心阳的目的，必须配合益气温经活血之法才能收到好的疗效，临床上常合用瓜蒌薤白白酒汤。

（2）精选医案 2

患者，男，56 岁。

临床表现：患有冠心病、室性早搏病史 3 年，心电图示：左心室肥大，右束支传导阻滞，心动过缓，血压：21.31/13.3kPa，素体形寒，神疲乏力，食欲不振，动则心悸气短。昨日因感寒而胸闷憋气，心前区隐痛，舌质淡苔薄白，脉细缓有结代。

中医诊断：胸痹。

治法：温阳通脉。

处方：黄芪桂枝五物汤加减。

黄芪 30g，桂枝、白芍、炙甘草、片姜黄、当归尾、川芎各 10g，党参 15g，五味子 5g。7 剂。

复诊：胸闷，心前区隐痛缓解，余症亦减，偶见脉结代。原方桂枝、片姜黄各减为 5g，继服 14 剂后复诊，诸恙悉平。继用三七片、归脾丸以善其后。

按：该患者系心气衰弱，血行无力，心脉失养，加之外感寒邪，寒凝气滞血瘀，而致上述诸症。因此，投以黄芪、党参、当归尾、川芎、白芍、五味子、生姜、大枣益气和血，调整阴阳；桂枝、片姜黄温通心阳，流畅血脉，活血止痛，诸症消除。

（3）精选医案 3

患某，男性，67 岁。

临床表现：自诉 1 年前因冠心病于北京阜外医院行 CAGB，术后休息无特殊胸闷气促，无胸痛等症状。活动后仍觉胸闷气促，休息时可缓解，纳可，夜寐可，小便量多，大便可。舌质暗红，苔白稍腻，脉沉弱。血压：110/60mmHg。

西医诊断：冠心病 CABG 术后。

中医诊断：胸痹［气（阳）两虚、痰瘀阻滞］。

治法：温阳益气、祛瘀化湿，并兼顾脾肾。

处方：黄芪桂枝五物汤合瓜蒌薤白半夏汤加减。

黄芪 30g，桂枝 10g，白芍 15g，川芎 10g，丹参 15g，法半夏 10g，杏仁 10g，茯苓 15g，麦冬 15g，菟丝子 15g，薤白 10g，瓜蒌仁 10g，干姜 10g，甘草 10g，大枣 10g。

14 剂，水煎服，每日 1 剂。另予护心通络方活血通络养心，每次 10g，每日 2 次。

复诊：患者诉服上药后，活动耐量已增加。活动时间后稍感胸闷气促，可平路行走 4～5 里路，行走久后右下肢有疼痛。食纳可、夜寐安，夜尿多达 3 次，大便尚可。舌质暗红，苔薄白，脉沉细。

处方：黄芪 30g，桂枝 10g，白芍 15g，川芎 10g，丹参 15g，法半夏 10g，

杏仁10g，茯苓15g，麦冬15g，菟丝子15g，薤白10g，瓜蒌仁10g，金樱子15g，桑螵蛸15g，杜仲15g，枸杞子15g，干姜10g，甘草10g，大枣10g。14剂，如上法煎服。

三诊：患者诉服上方后各症状都较前明显好转，已无胸闷、气促症状，偶有胸口疼痛，可自行缓解，夜尿次数也明显减少，纳食可，夜寐可，二便调。舌暗红，苔焦黄，脉沉细。拟以黄芪桂枝五物汤合桃红四物汤。

处方：黄芪25g，桂枝5g，白芍10g，川芎10g，瓜蒌仁10g，熟地黄10g，枳实10g，厚朴10g，法半夏10g，桃仁10g，红花5g，地龙10g，菟丝子15g，金樱子15g，干姜5g，甘草6g，大枣6枚。14剂，如上法煎服。

四诊：患者胸闷、气促及胸口疼痛症状基本消失，活动耐量明显增加，纳寐可，二便调，舌暗红，苔薄白，脉沉细。各项辅助检查：血压110/70mmHg，心脏彩超示EF为65%，FS为36，CO为55L/min，EDV为160mL。血气分析和各项生化指标均提示已基本正常，病情明显好转并稳定。

按：《金匮要略》曰"血痹阴阳俱微，寸口关上微，尺中小紧，外证身体不仁，如风痹状，黄芪桂枝五物汤主之"，"胸痹不得卧，心痛彻背者，栝蒌薤白半夏汤主之"。故以黄芪、桂枝、干姜温阳益气；白芍、大枣养血敛阴；川芎、丹参活血化瘀；法半夏、茯苓、瓜蒌仁、薤白化痰利湿；杏仁、麦冬、菟丝子兼顾肺、脾、肾；甘草调和诸药。认为其由于肾阳虚，温煦失职，气化失权，蒸腾气化无力，则出现夜尿多；又因肾主骨生髓，肾精不足则影响运动的捷健，肝肾同源。故此时应滋补肝肾，原方加桑螵蛸、金樱子固精缩尿，补肾助阳；杜仲、枸杞子滋补肝肾。

三、心力衰竭

1. 疾病概况

心力衰竭属中医学"心悸""水肿""喘证"范畴，主要表现为心悸气短、口唇发绀、浮肿少尿等症状，其主要病机为气虚血瘀、水湿内停，渐至心阳虚衰。中医对心衰临床辨证主要是心气（阳）血不足，脾肾阳虚，血瘀水泛。治宜益气养血，温阳利水，活血通络。

2. 临床运用

（1）中医治疗慢性心力衰竭气虚血瘀证的方法

方法：治疗组60例在常规治疗基础上加用中药黄芪桂枝五物汤合桂枝茯苓丸治疗，对照组60例基础常规治疗。120例慢性心力衰竭患者均给予优化治疗，包括去除病因、休息、限盐、利尿、血管紧张素转换酶抑制剂（ACEI）或血管紧张素Ⅱ受体拮抗剂（ARB）、β受体阻滞剂、强心剂、醛固酮受体拮抗剂作为常规基础治疗。治疗组60例加用中药黄芪桂枝五物汤合桂枝茯苓丸水煎服，每日1剂，分2次口服，2周1个疗程，共2个疗程。药物组成：黄芪、芍药、桂枝、生姜、大枣、茯苓、丹皮、桃仁。血压高者加龙骨、牡蛎、牛膝；胸闷痰浊者加瓜蒌、薤白、半夏；瘀血明显者加丹参、红花、川芎、降香；口干重者加麦冬、石斛。2个疗程后统计疗效。

结果：治疗组显效42例（70%），有效15例（25%），无效3例（5%），总有效率95%；对照组显效32例（53%），有效15例（25%），无效13例（22%），总有效率78%。2组总有效率比较差异有统计学意义（$\chi^2=4.34$，$P<0.05$）。

结论：黄芪桂枝五物汤合桂枝茯苓丸治疗慢性心力衰竭气虚血瘀证可显著提高疗效，值得推广应用。

（2）益气活血、温阳通络类中药配合常规西药治疗慢性心力衰竭肢体酸痛

方法：对照组采用相应疾病常规西医治疗，每日阿司匹林100mg，地高辛0.125mg，双氢克尿噻12.5～25mg，安体舒通20mg，卡托普利25～50mg，酒石酸美托洛尔6.25～25mg，有心绞痛者硝苯地平15～30mg，住院患者常规接受液体疗法。治疗组在常规西医治疗基础上加服黄芪桂枝五物汤加味：黄芪、党参、丹参各15g，桂枝、甘草、茯苓、白芍、当归、白术、生姜、大枣各10g。水煎，分两次口服1日1剂，两组治疗均为30日1个疗程。治疗前后主要观察肢体酸痛症状的改善情况。

结果：临床主要观察肢体酸痛症状变化。治疗组45例，显效30例，有效15例，总有效率100%；对照组45例，显效10例，有效15例，无效20例，总有效率55.6%；两组总有效率比较有统计学差异（$P<0.01$），治疗组优于对照组。

结论：本方法对本病有益气养血，通阳利水，活血通络，解肌止痛的功效；可明显缓解肢体酸痛症状，减少洋地黄、利尿剂、ACE抑制剂、美托洛尔的副作用。

3. 医案精选

患者，男性，65岁。

临床表现：胸闷心悸气促8年余加重5天。胸闷心悸气促，自觉腹中气上冲，

情绪激动或劳累后加剧，咳嗽，咯白色泡沫样痰，不能平卧，夜间气促阵发，纳可，夜寐欠安，二便调，无足肿。舌淡红，苔黄厚，脉弦涩。

西医诊断：（1）冠心病，心力衰竭；（2）高脂血症。

中医诊断：心肾阳虚，痰瘀痹阻，兼气阴亏虚。

治法：益气养阴，通阳散结。

处方：生脉散合黄芪桂枝五物汤加减。

太子参10g，麦冬15g，五味子10g，黄芪25g，桂枝10g，白芍15g，赤芍15g，炙麻黄5g，厚朴10g，杏仁10g，延胡索10g，百合15g，百部15g，枳实10g，川芎10g，丹参15g，干姜10g，甘草10g，大枣6枚。

14剂，水煎服。除降压、降脂、护心等治疗外，仅中药汤剂治疗。

二诊：患者服药14剂后，咳嗽咯痰气促明显缓解，稍觉胸闷，不能平卧稍缓，仍觉心悸，少咳，余无不适。舌暗红，苔白，脉弦涩。继服上方，改麻黄3g，加车前子15g，余同。继服14剂。

三诊：药后感胸闷好转，仍觉心悸，活动后气促，咳嗽好转无痰。纳寐可，二便调。舌暗红，苔白，脉沉弦。予黄芪15g，桂枝10g，白芍15g，煅牡蛎20g，煅龙骨20g，当归10g，川芎10g，白术10g，丹参10g，酸枣仁10g，干姜10g，甘草10g，大枣6枚。14剂，水煎服。

四诊：患者服完上药14剂后，上症缓解。现症见胸闷气促明显缓解，偶有心悸，稍咳，余无不适。舌暗红，苔白，脉沉弦。继服上方14剂后心悸胸闷气促缓解。

按：患者老年男性，肾中阳气已衰，素患冠心病，病久伤及肾阳，故以心肾阳虚为本病之本；平素嗜好烟酒，耗伤气阴，损伤脾胃，脾失健运，气血运行乏力，而易生痰瘀。故辨证为心肾阳虚为主，痰瘀痹阻，兼有气阴亏虚。一诊遣方生脉散合黄芪桂枝五物汤为主方加减益气养阴，通阳散结。选药太子参、麦冬、五味子益气养阴；黄芪、桂枝、芍药、干姜、甘草合为黄芪桂枝五物汤以温阳散结，黄芪桂枝五物汤实为桂枝汤中加黄芪，一寓加强补虚之效，二兼黄芪桂枝五物汤通血痹之功；加厚朴、杏仁以降气止咳，且又暗合桂枝加厚朴杏子汤；百合、百部润肺止咳以助厚朴、杏子；麻黄宣肺止咳并与桂枝、白芍、五味子等药暗合小青龙汤；配伍延胡索、川芎、丹参以活血行气通络散结；加枳实以加强下气散结功效。复诊时咳嗽咯痰症状缓解，予黄芪桂枝五物汤加减以温补心肾阳气；加龙骨、牡蛎以定悸安神，且暗合桂枝加龙骨牡蛎汤；加当归化瘀散结；枣仁安心养神；配伍车前子以利水渗湿。阳气为人体之本，对于阳不足阴有余之心衰，应以温补阳气、化散阴邪为主要治法，但"治病贵通"，若要彻底化解痰瘀阴邪，温通阳气乃治病关键。

四、糖尿病肾病

1. 疾病概况

糖尿病肾病（DN）属于糖尿病（DM）终末期的继发性肾损伤，早期的DM肾体积较大，GFR升高，随着病情的加重，病程的延长，继发性进行性肾损伤的发生，使肾小球间隙慢慢出现微量蛋白尿，继而出现持续蛋白尿、水肿、高血压、肾脏缩小，进而发展为肾衰终末期、尿毒症，生存率仅有25%。随着人口老龄化，近年来，老年人DN发病率逐年上升，对老年人而言，DM继发肾损伤的进展尤为迅速。有研究证实，糖尿病的肾损伤在早期具有可逆性，因此，对于老年人DN而言，尽早治疗糖尿病肾损伤，对于延缓其恶化尤为重要。

中医学认为，DN多由先天禀赋不足、脾肾虚损、气血双亏、瘀血阻滞所致。故对于老年DN的治疗，应以活血化瘀、滋阴生气、补肾健脾等为主。黄芪桂枝五物汤在中药中主要为医治血痹之方，具活血化瘀、滋阴生气、补肾健脾之功，可延缓肾损伤。

2. 临床运用

（1）黄芪桂枝五物汤加减治疗16例糖尿病肾病

方法：16例糖尿病肾病患者服用黄芪桂枝五物汤加减，方药组成：黄芪15g，芍药15g，桂枝15g，泽兰15g，当归15g，沙苑子15g，芡实15g，山药15g，大黄15g，土茯苓10g。服法：诸药水煎取汁200mL，早晚分服100mL，半个月为1个疗程。根据血糖及尿蛋白、BUN、Ccr、Scr、血浆白蛋白等指标，判定疗效。

结果：16例中显效9例，有效6例，无效1例，总有效率93.7%。治疗后Ccr明显升高（$P<0.05$），BUN、Scr显著下降（$P<0.01$），24h尿蛋白排出量明显减少（$P<0.05$）。

结论：临床观察表明，本方可使糖尿病肾病已降低的Ccr升高，改善血流动力状况和循环灌注，降低糖尿病肾病肾小球高滤过尿蛋白的排出量水平，调节组织器官的氧供和营养供应，维持糖尿病肾病肾功能和改善肾功能的作用。因此，为更好地阻止或延缓糖尿病肾病肾功能减退的自然进展速度，提高病人的生存质

（2）黄芪桂枝五物汤佐治老年糖尿病肾病早期

方法：两组患者均进行基础治疗，包括健康教育，低盐低脂饮食，对于高血压患者采用降压药控制血压，并同时给予皮下注射胰岛素，早晚各1次，每日总量18～24U，并根据三餐前血糖水平调整。治疗组患者在注射胰岛素基础上加服黄芪桂枝五物汤，药物组成：黄芪40g，桂枝、鸡血藤、天花粉、白芍各15g，红花、牛膝、乳香、生姜各10g，甘草6g，大枣3枚。每日1剂，3次/日，两组均以4周为1个疗程，3个疗程后观察疗效。

结果：显效为临床症状消失，尿白蛋白的排泄率下降至少50%，血糖以及HbA_1c的水平恢复至正常或下降30%以上。有效为临床症状得到明显的改善，尿白蛋白的排泄率有下降，血糖以及HbA_1c水平有下降。无效为临床症状无改善，甚至加重，血糖、尿白蛋白水平无改善。两组患者治疗前后血糖水平比较：两组治疗后空腹血糖（FPG）、餐后2h血糖（PBG）、糖化血红蛋白（HbA_1c）水平均较治疗前明显下降（$P<0.05$）；治疗后，治疗组各项血糖指标显著低于对照组（$P<0.05$）。两组患者治疗前后肾功能指标比较：两组患者治疗后血肌酐、尿微量白蛋白、尿蛋白水平均明显下降（$P<0.05$）；治疗组肾功能指标下降幅度大于对照组（$P<0.05$）。两组临床疗效比较：治疗组总有效率显著高于对照组（$P<0.05$）。

结论：黄芪桂枝五物汤佐治糖尿病肾病取得良好的疗效，可运用于临床。

（3）黄芪桂枝五物汤治疗老年糖尿病肾病

观察黄芪桂枝五物汤对老年糖尿病肾病（DN）的临床疗效，同时分析其对转化生长因子-β（TGF-β）基因表达调控区甲基化的影响。

方法：选取老年DN患者90例，随机分成对照组和观察组，每组45例。2组患者均接受糖尿病教育、糖尿病饮食，口服降糖药物或者皮下注射胰岛素治疗（降糖药和胰岛素剂量均根据患者病情及血糖水平而定）；合并高血压者加用硝苯地平缓释片，10mg，1次/日；合并高脂血症者加服辛伐他汀，40mg，1次/日。观察组在上述治疗方案基础上加用黄芪桂枝五物汤，具体方剂如下：黄芪45g，桂枝、鸡血藤、天花粉、白芍各20g，红花、牛膝、乳香、生姜各15g，甘草8g，大枣2枚。头晕严重者加天麻10g；四肢冰冷明显者加肉桂10g；四肢麻痹明显者加地龙10g；呕吐者加用半夏8g，藿香8g。每日1剂，3次/日，2组均以6周作为1个疗程，3个疗程后观察疗效。

结果：2组临床总有效率比较，观察组优于对照组，差异有统计学意义

（$P < 0.05$）。经过治疗后 2 组患者 UAER 均较治疗前改善，其中观察组改善更为明显（$P < 0.05$）。经过治疗后 2 组的 VEGF 蛋白和 mRNA 表达均有所下降，其中观察组下降的趋势较对照组明显（$P < 0.05$）。BTGF-β 基因表达调控区甲基化比较，观察组甲基化为（13.66 ± 8.22）%；对照组为（66.89 ± 11.18）%，明显低于观察组（$P < 0.05$）。

结论：研究表明，转化生长因子-β（TGF-β）基因作为一种重要的抑癌基因，既能抑制癌细胞形成，又能推动癌细胞激进生长。激活 TGF-β 基因的表达对诱导 DM 患者系膜细胞转分化信号有至关重要的作用。本研究显示，DN 患者血清 TGF-β 基因甲基化水平明显低于对照组，进一步证明了 TGF-β 基因参与了 DN 的发病。VEGF 在血浆表达较低，作为小分子蛋白质，其生理作用是通过表达的激活，维持血管完好无破损，它之所以发挥生物学作用，是因为其与血管内皮细胞上的酪氨酸激酶受体结合而产生作用。然而，其在病理状态时，因为组织的缺氧，改变微血管的微环境，VEGF 表达过度增强，使管壁通透性增加，尿蛋白外溢，进而损害肾功能。故本研究选取其为观测肾损害严重程度的指标之一。无论在动物实验还是临床研究，均已证实，VEGF 在损伤的肾脏组织中高表达。因此，若使 DN 患者的 VEGF 的表达水平降低，就可能延缓肾损伤。本研究两组患者均接受常规的治疗，观察组加用黄芪桂枝五物汤，发现治疗后老年患者的 UAER 有所改善，且患者血浆中 VEGF 表达降低，因此，推测患者肾功能改善可能是通过下调 VEGF 表达来实现的。

通过对两组患者治疗前后的 UAER 与 VEGF 进行分析，发现 DN 的进展与两者有密切关联，因此，UAER 与 VEGF 联合对评估 DN 的疾病严重程度是切实可行的。综上所述，DN 的发生与 TGF-β 基因的甲基化水平具有密切关系，而黄芪桂枝五物汤可以通过降低其甲基化水平而逆转 DN 肾损伤。但由于本研究样本量相对小，且随访时间不足，在后续进一步的研究中尽可能采用大样本量并增加随访时间，进一步证实黄芪桂枝五物汤与老年 DN 患者 TGF-β 基因的甲基化水平的明确关系及其机制，以指导临床用药。

五、消化性溃疡

1. 疾病概况

消化性溃疡包括胃溃疡和十二指肠溃疡。胃溃疡是消化性溃疡中最常见的一种，主要是指胃黏膜被胃消化液自身消化而造成的超过黏膜肌层的组织损伤。是我国人群中常见病、多发病之一。该病属于中医学"胃痛"的范畴。总的来说，其病机性质不外虚实两端。本病虚实夹杂，实者以气滞、痰湿、血瘀互结为主，虚者以脾胃气虚为主。脾胃一脏一腑，同居中焦，以膜相连，互为表里，升降相因，脾气左升，肾气、肝气随之皆升；胃气右降，则心火、肺气皆降，此为气机上下交通之枢纽。若因脾胃虚损，则受纳腐熟运化失职，输精散精无力，气机不通，则肝气乘之，而致气滞。气为血之帅，气停则血停，而出现血瘀。饮食不节，五味过极，辛辣无度，肥甘厚腻，饮酒如浆，则蕴湿生热，伤脾碍胃。贪凉饮冷，亦可损伤脾胃，使水湿内停。此外，对于恶性溃疡，瘀毒为其主要病因，"毒"作为致病因素，又有外毒、内毒之分，外毒指外感六淫过甚，或疫疠之邪；内毒，指由内而生之毒，系脏腑功能失常，和气血运行障碍，使机体内生理或病理产物不能及时排出，蕴积于体内而化生。

十二指肠溃疡（DU）是一种以疼痛为主要临床表现的病证，临床多表现为慢性、周期性、节律性上腹痛，多伴有烧心、泛酸、纳呆等症状。胃镜检查时可见溃疡周围黏膜充血、水肿。本病属中医学胃脘痛范畴。十二指肠溃疡病位在胃肠，与肝、脾关系极为密切，其病因复杂，外感六淫、饮食劳倦及七情内伤等皆可致之。根据《金匮要略》中"若五脏元真通畅，人即安和""四季脾旺不受邪"等理论，认为DU的病机特点是虚实夹杂，脾胃虚寒为本，瘀血阻络为标。

2. 临床运用

（1）黄芪桂枝五物汤加减治疗胃、十二指肠溃疡

方法：选取胃及十二指肠溃疡患者，根据患者接受治疗方案差异，每组30例，分为对照组和观察组。对照组用常规胃、十二指肠溃疡方案治疗，通过口服方式应用枸橼酸铋钾，每次服用剂量为0.3g，每天服用4次，在三餐前半小时服用1次，最后1次在晚上餐后2小时服用。通过口服方式给予阿莫西林，每次剂量为0.5g，每天3次；睡觉前口服奥美拉唑，剂量为20mg。1个疗程为14天。观察组患者联合黄芪桂枝五物汤加减治疗，药方组成如下：黄芪、白芍、蒲公英各30g，海螵蛸、煅瓦楞子各15g，桂枝、白及、延胡索、生姜与炙甘草各10g，陈皮20g。存在明显气滞情况患者加入木香、枳实和川楝子；有严重血瘀患者加入丹参与当归；有严重湿滞情况患者加入砂仁和苍术；疼痛甚者加用失笑散。每天1剂，水煎煮，早晚各服用1次。治疗期间患者均禁食生冷辛辣以及有刺激性的食物，1个疗程需14天。

结果： 根据患者病情改善为疗效评估标准，提示对照组、观察组判定无效例数分别为 5 例、2 例，总有效率组间差异统计学处理提示有意义（$P < 0.05$）；对患者治疗后 1 周时间进行随访，提示对照组发生不良反应概率明显高于观察组，组间差异统计学处理提示有意义（$P < 0.05$）。

结论： 对胃及十二指肠溃疡患者采取中西医结合即常规西药对症联合黄芪桂枝五物汤加减手段治疗，相对于常规治疗手段，不仅可更好提高病情改善效果，且安全性高，患者更易于接受，值得临床推广。

（2）黄芪桂枝五物汤治疗消化性溃疡

方法： 将 82 例患者分为两组，治疗组 52 例，对照组 30 例。治疗组用黄芪桂枝五物汤。药用生黄芪 30g，桂枝 15g，白芍 20g，生姜 10g，大枣 10g。胃脘疼痛甚加川楝子 12g，煅瓦楞子 20g；上腹胀满加八月扎 30g，佛手柑 12g；呕吐加姜半夏 12g，吴茱萸 10g；泛酸明显加白及 10g，海螵蛸 15g；胃纳差加焦山楂 12g，焦神曲 12g。每日 1 剂，先武火后文火煎煮，每剂煎 2 次，每次取汁 200mL，2 次药液混匀，早晚空腹分服。对照组用枸橼酸铋钾 300mg，每日 3 次；莫沙比利 5mg，每日 3 次。餐前半小时服。两组均 1 个月为一疗程，1 个疗程结束后进行胃镜检查。

结果： 治疗组治愈 33 例（63.46%），有效 16 例（30.77%），无效 3 例（5.77%），总有效率 94.23%。对照组治愈 14 例（46.67%），有效 11 例（36.67%），无效 5 例（16.66%），总有效率 83.34%。两组治愈率、总有效率比较有显著性差异（$P < 0.05$），治疗组优于对照组。停药后随访观察，治疗组治愈者 1 年内未见复发。

结论： 黄芪桂枝五物汤治疗消化性溃疡疗效显著。

（3）黄芪桂枝五物汤加减治疗胃与十二指肠溃疡

方法： 所有患者均采用黄芪桂枝五物汤加减治疗，处方如下：黄芪 30g，桂枝 10g，白芍 30g，乌贼骨 30g，煅瓦楞子 30g，延胡索 20g，白及 30g，陈皮 20g，炙甘草 10g。气滞明显者，加川楝子、木香、枳实等；血瘀重者，加当归、丹参；湿滞甚者，加苍术、砂仁；热象重者，加黄连、蒲公英；痰凝重者，加半夏、胆南星。水煎服，日 1 剂，忌生冷辛辣食物，7 剂为一疗程。

结果： 所有患者痊愈 85 例，显效 16 例，有效 9 例，无效 10 例，总有效率 91.66%。胃溃疡 20 例中，治愈 14 例，显效 3 例，有效 2 例，无效 1 例，总有效率为 95.00%。十二指肠溃疡 90 例中，治愈 65 例，显效 11 例，有效 6 例，无效 8 例，总有效率为 92.22%。复合性溃疡 10 例中，治愈 6 例，显效 2 例，有效 1 例，无效 1 例，总有效率为 90.00%。治疗最短时间为 2 个疗程，最长为 10 个疗程，平均为6个疗程。

结论：应用黄芪桂枝五物汤加减治疗胃与十二指肠溃疡，取得了较满意疗效。

3. 医案精选

（1）精选医案1

患者，女，38岁。

临床表现：因"上腹部疼痛半年，加重1月"就诊。半年前因贪凉饮冷而出现上腹疼痛，时轻时重，遇寒痛甚，经当地医院治疗，效不佳。近1月因情绪不畅而腹痛加重，伴叹息嗳气，舌质红苔白，脉细弱。

辅助检查：钡餐透视示十二指肠球部溃疡，胃窦炎。

中医诊断：胃脘痛（虚寒型）。

治法：温中健脾，理气和胃。

处方：黄芪桂枝五物汤加减。

黄芪30g，桂枝10g，白芍30g，乌贼骨30g，煅瓦楞子30g，延胡索30g，白及30g，川楝子15g，香附15g，陈皮15g。

3剂后二诊：上腹疼痛明显减轻，嗳气略减，原方加代赭石30g。

6剂后二诊：上腹只隐隐作痛，继服14剂。

四诊：诸症皆除，X线复查十二指肠壶腹部溃疡愈合。随访至今未复发。

按：胃与十二指肠溃疡病属中医学"胃脘痛"范畴，是临床常见病、多发病。患者多定时发作，傍晚或夜间发作较多，伴吐酸水、纳呆等症状。黄芪桂枝五物汤内含桂枝汤，桂枝汤系仲景用以调和营卫之方，中医学认为：营卫之气昼行于表，夜行于里，往返循环，调和气血。胃与十二指肠溃疡夜间发作较多，此乃营卫之气循环内脏之时，若营卫不和则出现气滞血瘀，日久形成溃疡，方中选用桂枝汤即用此意。本症多喜温喜按，此乃中脏虚寒象，故重用黄芪以补中益气，桂枝温通散寒，用煅瓦楞子、乌贼骨以抑酸和胃，白及祛腐生新，修复溃疡面，延胡索、川楝子、香附、陈皮理气化瘀止痛，全方与症状相合，病机相投，故能取得较好疗效。

（2）精选医案2

患者，男，58岁。

临床表现：胃脘隐痛10余日。患者10天前因饮食不慎，出现胃脘部疼痛，伴后背撑胀感，无放射痛，就诊于当地卫生室，给予"胃炎颗粒"及输液治疗（具体药物不详），效不显。刻下症见：胃脘部隐痛，后背撑胀不适，时有泛酸，无恶心呕吐，纳差，眠可，二便调，舌暗红苔白厚，边有齿痕，脉沉细。行胃镜检查，报告示：胃窦大弯侧可见一约 10mm×10mm 大小的溃疡，周围黏膜隆起水肿，上覆白苔，较清洁，边界明显。

中医诊断：脾胃虚弱，肝气乘脾。

治法：益气健脾，疏肝理气，活血生肌。

处方：黄芪桂枝五物汤、丹参饮和百合乌药汤加减。

黄芪 45g，桂枝 15g，白芍 24g，丹参 15g，砂仁 9g（后下），檀香 6g，百合 45g，乌药 20g，白及 15g，蒲公英 30g，延胡索 24g，莲子肉 30g，甘草 6g，生姜 3 片，大枣 5 枚。共 7 剂，水煎服，每日一剂。

二诊：胃脘隐痛明显缓解，后背无撑胀感，调整组方如下：黄芪 45g，桂枝 15g，白芍 24g，丹参 15g，砂仁 9g（后下），檀香 6g，白及 15g，蒲公英 30g，莲子肉 30g，甘草 6g，当归 15g，熟地黄 12g，薏苡仁 30g，白花蛇舌草 15g，生姜 3 片，大枣 5 枚。共 7 剂，水煎服，日一剂。

三诊：患者已无明显不适，上方加延胡索 12g，共 7 剂，进行巩固治疗。

四诊：服药结束后复查胃镜，报告示：胃溃疡（S1 期），溃疡已经愈合。

（3）精选医案 3

患者，男，44 岁。

临床表现：曾因"上消化道出血"在某医院住院治疗。胃镜示：十二指肠球部溃疡（A1 期），经治疗好转出院，又因十二指肠球部溃疡出血再次入院治疗，效不佳。初诊时胃脘疼痛剧烈，饮酒后明显，有烧灼感，常在进食后缓解，持续数小时后缓解，有明显的疼痛、进食后缓解特征，呃气明显，倦怠乏力，纳差，二便调。舌淡红，瘀点，苔黄，脉弦。

辅助检查：胃镜示十二指肠球部溃疡（A1 期），溃疡面积约 1.5cm×2.0cm，上覆白苔，并有渗血，周边黏膜充血、水肿。

中医诊断：脾胃虚寒，瘀阻胃络。

治法：益气温阳，化瘀止痛。

处方：黄芪桂枝五物汤加减。

黄芪 30g，桂枝 12g，白芍 30g，白及 15g，三七粉 3g（冲服），煅瓦楞子 30g，仙鹤草 30g，制乳香 6g，制没药 6g，砂仁 12g（后入），炙鸡内金 15g，徐长卿 30g，炒延胡索 30g，紫花地丁 15g，甘草 6g，生姜 3 片，大枣 3 枚。

水煎服，每日 1 剂。先服 7 剂。

二诊：服药后疼痛明显减轻。患者因工作繁忙，遂改丸剂内服，方药如下：

黄芪 30g，桂枝 10g，白芍 30g，丹参 12g，白及 15g，砂仁 12g（后入），三七粉 3g（冲服），煅瓦楞子 30g，制乳香 6g，制没药 6g，玉竹 20g，紫花地丁 20g，黄精 20g，连翘 15g，甘草 6g，生姜 3 片，大枣 3 枚。上药 3 倍剂量研末制成丸剂，每次 10g，每日 3 次。

1 月后复诊，述无胃痛，纳眠佳，二便调。胃镜检查示十二指肠球部溃疡（S1 期），无充血水肿，溃疡基本愈合，随访至今未复发。

六、特发性肺动脉高压

1. 疾病概述

特发性肺动脉高压是一种原因不明的肺动脉高压。本病可发生于任何年龄，多见于孕育期妇女。

2. 医案精选

患者，男，38 岁。

临床表现：3 年前因呼吸困难，晕厥而诊断为特发性肺动脉高压，经治疗，病情好转。后病证反复发作，近因病证加重前来诊治。刻诊：呼吸困难，气喘，手足不温，下肢水肿，胸痛，头晕目眩，口淡不渴，舌质淡，苔滑略腻，脉沉弱。

中医诊断：肺虚水饮证。

治法：补益肺气，温阳化水。

处方：黄芪桂枝五物汤、五苓散与真武汤合方加味。

黄芪 9g，白芍 9g，桂枝 9g，生姜 18g，大枣 12 枚，茯苓 9g，白术 6g，猪苓 9g，泽泻 15g，附子 5g，车前子 24g，牛膝 30g。

6 剂，水煎服，每天 1 剂，每日 3 服。

二诊：呼吸困难减轻，气喘好转，复以前方 6 剂。

三诊：下肢水肿减轻，又以前方 6 剂。

四诊：胸痛消除，又以前方治疗 30 剂，病情稳定。之后，将前方变汤剂为散剂，每次 6g，每日 3 服，巩固治疗半年。随访 1 年，一切尚好。

按：特发性肺动脉高压的病变证机是肺气虚弱，故治以黄芪桂枝五物汤补益肺气，又因病变证机有水饮，故与五苓散、真武汤合方治之。根据呼吸困难，气喘、手足不温辨为阳气虚弱，再根据下肢水肿、苔滑略腻辨为水饮内停，以此辨为肺虚水饮证。方以黄芪桂枝五物汤温阳益气，补益肺气，温化水饮；以五苓散渗利水饮，气化水气；以真武汤通阳利水，气化水津；加车前子以利水消肿，牛膝补益肾气，导水下行。

七、慢性肾小球肾炎

1. 疾病概况

慢性肾小球肾炎简称慢性肾炎，系指以蛋白尿、血尿、高血压、水肿为基本临床表现，起病方式各有不同，病情迁延，病变缓慢进展，可有不同程度的肾功能减退，具有肾功能恶化倾向和最终将发展为慢性肾衰竭的一组肾小球疾病。

2. 病案精选

患者，男，23岁。

临床表现：患者3年前感冒后出现颜面及双下肢浮肿。尿常规：尿蛋白（+），潜血（++）。诊断为肾小球肾炎。予休息、低盐饮食、口服利尿药及感冒药后好转。但常于感寒后反复发作。1周前又再次感冒，出现颜面及双下肢轻度水肿、乏力、纳差。舌淡红、苔薄白，脉浮。尿常规示：尿蛋白、潜血、红细胞均为（++）。

中医诊断：表虚不固，风湿郁络。

治法：益气健脾固表，祛风和营利水。

处方：黄芪桂枝五物汤加减。

黄芪20g，桂枝9g，茯苓、白芍各15g，薏苡仁30g，白术、泽泻、小蓟各12g，白茅根30g，生姜皮、防己、大枣各10g。每日1剂，7剂，水煎服。

二诊：颜面及双下肢浮肿渐消。尿常规示：尿蛋白、潜血、红细胞均（+）。上方续服1个月。

三诊：颜面及双下肢浮肿消失，尿常规阴性。

随访1年病情稳定。

按：本例患者平素体虚，复感风邪，水湿客于肌肤、经络，致水湿运化失常，泛溢于肌肤，故见颜面及双下肢浮肿、身重及汗出、恶风。系脾肾气虚、精气下逸，故见小便异常。治拟益气健脾固表、祛风和营利水为治。方中黄芪益气固表利水，防己祛风利水渗湿，白术健脾燥湿利水，桂枝、白芍解肌发表、调和营卫，茯苓、泽泻、薏苡仁健脾利水渗湿，生姜皮、大枣解表行水，小蓟、白茅根凉血止血。诸药同用，益气固本，使脾健气旺，风湿之邪得化，而收捷效。

八、高血压

1. 疾病概况

高血压（也称血压升高），是血液在流动时对血管壁造成的压力值持续高于正常的现象。成人高血压的诊断标准是收缩压≥140mmHg和/或舒张压≥90mmHg。高血压的发病原因多为遗传因素和不健康的生活方式，如高盐饮食、过量饮酒、长期精神紧张和体力活动不足等。

2. 病案精选

患者，女，57岁。

临床表现：素有高血压病病史。近2个月来常觉肢体麻木，有时伴有畏风怕冷，易感冒，常感疲乏，汗出，晨起出汗为主，兼有头晕，耳鸣，察其舌质淡，苔薄白，脉沉细。

中医诊断：血痹（气虚血弱，营卫失和）。

治法：益气温经，和血通痹。

处方：黄芪桂枝五物汤加减。

炙黄芪15g，桂枝6g，白芍10g，炙甘草3g，炒当归10g，鸡血藤30g，豨莶草20g，杜仲15g，炒牛膝10g，炒白蒺藜10g，泽泻10g，陈皮6g，红花6g。

每日1剂，水煎服。

服4剂后，症状减轻，效不更方，仍用原方8剂，四肢麻木、恶风、汗出尽除。予补中益气丸调理善后，巩固疗效。

按：血痹证由素本"骨弱肌肤盛"，劳而汗出，腠理开，受微风，邪遂客于血脉，致肌肤麻木不仁，状如风痹，但无痛，是与风痹之区别。《素问·痹论》说："营气虚，则不仁"。故以益气温经，和血通痹而立法。方中黄芪为君，甘温益气，补在表之卫气。桂枝散风寒而温经通痹，与黄芪配伍，益气温阳，和血通经。桂枝得黄芪益气而振奋卫阳；黄芪得桂枝，固表而不致留邪。芍药养血和营而通血痹，与桂枝合用，调营卫而和表里，两药为臣。鸡血藤归肝、肾经，方中取其养血活血，舒筋活络之功，配伍豨莶草、红花、当归，意在活血通痹。患者症见头晕、耳鸣、晨起汗出，辨证属兼夹肝阳上亢，故佐以杜仲、牛膝补肝肾，强筋骨；白蒺藜、泽泻平抑肝阳；陈皮气味芳香，辛散通温，旨在行气活血；炙甘草调和诸药。诸药合用，共奏益气温经，和血通痹之功，故收效甚捷。

第二节　外科与骨科

一、血栓闭塞性脉管炎

1. 疾病概况

血栓闭塞性脉管炎是临床上较为常见的周围血管疾病，多发于青壮年男性，其病程长，致残率高。血栓闭塞性脉管炎归属于中医学"脉痹""脱疽"范畴。中医学认为其多因寒邪客于经脉、寒凝血瘀、气血不行、壅遏不通，或内伤七情、饮食不节引起脏腑功能失调、经络气血功能紊乱、血脉痹阻而发病。

2. 临床运用

黄芪桂枝五物汤加味治疗血栓闭塞性脉管炎

方法：选取周围血管科住院患者 60 例，均为男性。两组患者入院后均给予罂粟碱 30mg 肌注，每日 2 次；前列地尔 100μg 入液 250mL 静滴，低分子右旋糖酐注射液 500mL 静滴，尿激酶 10 万～20 万 U 静滴。口服烟酸片 100mg，每日 3 次；肠溶阿司匹林片 100mg，每晚 1 次。肢端坏疽伴感染者配合抗生素。治疗组加服黄芪桂枝五物汤：黄芪 20g，白芍 15g，桂枝 9g，生姜 12g，大枣 5 枚。偏阴寒者加鸡血藤 15g，肉桂 9g，熟附子 6g（先煎），鹿角霜 10g 冲服；偏血瘀加丹参 20g，地龙 15g，赤芍 15g；湿热者加金银花 20g，当归 15g，生甘草 10g，苍术 10g；偏热毒盛者加金银花 20g，蒲公英 20g，紫花地丁 20g；偏气血虚者加党参 15g，当归 20g，熟地黄 12g，白术 12g。每日 1 剂，水煎早晚分服。15 日为 1 疗程，两组均治疗 4 个疗程。

结果：治疗组 32 例，临床治愈 15 例，显著有效 9 例，有效 6 例，无效 2 例，总有效率 93.75%；对照组 28 例，临床治愈 9 例，显著有效 7 例，有效 5 例，无效 7 例，总有效率 75.00%。治疗组疗效优于对照组（$P < 0.05$）。

结论：黄芪桂枝五物汤加味治疗血栓闭塞性脉管炎可取得满意疗效。

3. 精选医案

（1）精选医案 1

患者，女，58 岁。

临床表现：患者手指发凉疼痛，麻木年余，遇冷加重，得温减轻，夜间疼痛尤甚。气候转冷后病情加重，某医院检查诊断为"血栓闭塞性脉管炎"，屡治无效。现症见形寒肢冷，两手指端发紫，僵硬，夜不安眠，舌淡苔白，脉沉细无力。

中医诊断：阳虚寒侵，营血凝滞，筋脉失养。

治法：温经散寒，和营通痹。

处方：黄芪桂枝五物汤加减。

黄芪、丹参、毛冬青各30g，桂枝、白芍、附片、鹿角胶各10g。水煎服，每日1剂，5剂。

复诊：疼痛缓解，夜寐安宁。守方鹿角胶改为鹿角霜调理1个月，以资巩固。随访2年未见复发。

按：血栓闭塞性脉管炎，相当于中医之"脱疽"，是一种难治的疾病。本案以黄芪桂枝五物汤益气温经，和营通痹，配附子、鹿角胶散寒填精，丹参、毛冬青活血化瘀，因恰中病机，故病虽难治，亦奏效验。

（2）精选医案2

患者，女，53岁。

临床表现：右侧下肢疼痛，小腿皮色苍白，肤冷，恶凉喜热，右侧足大趾内侧有明显压痛，局部未见红肿等热象，病已一月余，经治不愈。西医诊为血栓闭塞性脉管炎，苔白脉沉迟而紧。

中医诊断：阳气虚弱，脉络闭阻，气血瘀滞。

治法：补气活血，温经通络。

处方：黄芪桂枝五物汤加味。

黄芪15g，桂枝6g，白芍6g，丹参10g，川牛膝10g，苏木10g，生姜三片，大枣15g。5剂。

复诊：下肢疼痛已减，仍按原方共服药20剂后诸症悉除。

按：血栓闭塞性脉管炎是一种慢性周围血管疾病，本方适用于素体脾肾阳虚，复感寒湿之邪，寒凝络阻所致之证，如患肢因长期脉络阻塞不通，失于气血滋养，见肌肉萎缩，皮肤干燥、紫黑、坏死者，应在本方中加桃仁、红花、全当归以养血活血化瘀方可奏效。若因复感湿热之邪，热盛毒聚而症见患肢红肿灼热溃烂者则不可使用本方。

（3）精选医案3

患者，男，34岁。

临床表现：自4个月前右下肢出现沉重怕冷感，不仅右足麻木，足大趾疼痛，尤其是受寒冷后加剧,得热稍能缓解,行走不便。诊为血栓闭塞性脉管炎,予中西药内服及封闭疗法罔效。近来痛如针刺,每晚屈膝抱足暖按,难以安眠。自述发病前在野外看工地数月。现面色姜黄,肢体酸软,舌质淡苔白,脉细弱。检查:右小腿肌肉萎缩,明显变细。足背呈暗红色,大趾上有蚕豆大黑色皮损,触之发凉,足背动脉细弱无力。

中医诊断:阴寒之邪久蕴经络,气血虚弱运行不畅。

治法:益气补血活血通络,温阳散寒。

处方:黄芪桂枝五物汤加味。

黄芪 60g,桂枝 12g,生姜 15g,当归 20g,白芍 30g,鸡血藤 15g,附子 15g,红花 10g,丹参 30g,乳香 12g,没药 22g,大枣 5 枚。20 剂水煎服。

二诊:疼痛明显减轻,精神振作,肢体有力,足背暗红色开始减退,大趾黑色较前明显变淡,触之肌肤稍温,足背动脉搏动较前有力。上方加减续服 10 剂。

三诊:足趾只觉有时疼痛,晚间能安眠、肌肤转温,足背、足趾肤色已转淡红,右小腿已明显增粗,余症俱轻。原方黄芪减至 40g,桂枝、附子、乳香、没药减至 10g。复服 15 剂,诸症治瘥。

按:本例患者具气血虚弱症状表现、抗寒力弱,加之夜间看工地数月,寒邪长期侵袭,使足背、足趾血脉运行不畅而呈上述诸症。黄芪桂枝五物汤具有补气血、通阳散寒之功,故以本方加味,取较大剂量黄芪为君,佐大枣补气扶正;桂枝、附子、生姜通阳散寒;当归、白芍养血补血;丹参、红花、鸡血藤、乳香、没药活血通络止痛,使寒邪得以温散,气血通畅,脱疽治愈。

二、糖尿病足

1. 疾病概况

糖尿病足是由于糖尿病病情的长期存在导致患者出现的足部疼痛、皮肤深溃疡、肢端坏疽等一系列症状的总称,属于临床上较为常见的一种糖尿病慢性并发症。糖尿病足是导致糖尿病患者致残、致死的一个主要原因。糖尿病高危足属于糖尿病足的早期,足部皮肤无破溃,因此积极防治糖尿病高危足以阻止病情进展具有重要临床意义。糖尿病足在中医学中属于"消渴""脱疽"的范畴,由于患者阴虚已久,导致气血瘀滞,在痰浊交织、络脉失和的状态下,最终导致周围神经病变,所以,对于糖尿病患者而言需要进行活血化瘀的治疗方法。

2. 临床运用

（1）黄芪桂枝五物汤配合西药治疗老年糖尿病高危足

方法：选择老年糖尿病高危足患者82例，随机分为两组，每组41例。两组患者均接受西医常规降糖治疗。对照组：口服甲钴胺，每次0.5mg，每天3次；口服前列地尔，每次5μg，每天1次。治疗组：在对照组治疗的基础上加服用黄芪桂枝五物汤：黄芪、芍药各30g，大枣15g，桂枝、生姜各10g。中药每日1剂，水煎成400mL，分早晚两次温服。两组疗程均为1个月。

结果：两组疗效比较，治疗组总有效率为90.2%，对照组总有效率为68.3%，治疗组疗效优于对照组（$P<0.05$）。两组治疗前后ABI比较，两组治疗后ABI均比治疗前改善（$P<0.05$），治疗组治疗后ABI指数的改善程度优于对照组，组间比较差异显著（$P<0.05$）。对照组有8例出现不良反应（头晕2例，恶心5例，呕吐1例），治疗组有1例（恶心）出现不良反应，组间比较差异显著（$\chi^2=4.4932$，$P<0.05$）。

结论：研究结果表明，治疗组治疗后ABI改善程度明显优于对照组，表明黄芪桂枝五物汤能显著改善老年糖尿病高危足患者患足的血流状况，临床疗效较单纯西医治疗更好，值得临床推广应用。

（2）黄芪桂枝五物汤治疗中老年糖尿病高危足

方法：将64例老年糖尿病高危足患者，随机分为观察组及对照组，每组32例。治疗中对两组患者加强了糖尿病相关知识的预防及教育指导，并对其进行了饮食控制，通常情况下总热量控制为25～30kcal/（kg·d），禁止吸烟，并进行适当的运动控制。对照组患者在治疗中采用了常规性的治疗方式，该组患者口服甲钴胺片。观察组患者在此基础上联合药剂黄芪桂枝五物汤。黄芪、芍药各30g，桂枝、红花、桑枝、生姜各10g，大枣15g。用水煎服，每日1剂，并早晚各1次浸泡药液30min。连续治疗4周，对两组患者的治疗状况进行评价。

结果：临床治疗效果，观察组患者临床治疗总有效率为93.75%。明显高于对照组的71.88%，差异具有统计学意义（$P<0.05$）。不良反应情况，两组患者均未发生明显的不良反应。

结论：加味黄芪桂枝五物汤治疗糖尿病神经病变可有效改善患者下肢供血不足的状态，并在一定程度上缓解皮肤感觉异常的状态，使患者的不良反应得到有效控制。

（3）加味黄芪桂枝五物汤治疗 0-1 级糖尿病足

方法：选取 51 例符合入组标准的患者，随机分成治疗组和对照组。治疗组服用加味黄芪桂枝五物汤，对照组口服弥可保片及静滴前列地尔注射液。对两组病人的 FBG、2h PBG、血液流变学、ESR、ABI 等指标进行治疗前后比较，以及参照全身症状量表及足部症状量表进行全身及足部症状治疗前后评分，总体评价二者治疗糖尿病足的临床疗效。

结果：通过对治疗组、对照组治疗前后组内组间的比较，可初步认为本方对血糖的改善无明显治疗作用；本方对血液流变学里的多项指标的改善程度较单纯的西医治疗更明显；对 ABI 的改善本方相较于西药组的治疗有明显的优势；对中医证候的改善优于西药组。

结论：从临床结果来看，本方对治疗本病前期的疗效优于对照组，值得进一步研究中药联合西药的临床疗效。

3. 医案精选

（1）精选医案 1

患者，女，62 岁。

临床表现：确诊糖尿病 7 年，右足第一、二趾发绀、刺痛 1 周。症见神疲乏力，下肢发软，双足发凉，趾端麻木，右足第一、二趾紫绀，足背动脉搏动减弱，纳眠可，舌质暗淡，苔白略腻，脉细弱。

西医诊断：糖尿病足 0 级。

中医诊断：脉痹（血瘀脉阻）。

治法：益气活血，化瘀通络。

处方：黄芪桂枝五物汤加减。

生黄芪 40g，桂枝 15g，炒白芍 20g，大枣 15g，当归 15g，川芎 15g，姜黄 15g，烫水蛭 6g，威灵仙 15g，银花藤 30g。

水煎服，每日 1 剂。

浴足中药：生黄芪 30g，桂枝 30g，桑枝 30g，乳香 20g，没药 20g，鸡血藤 30g。浓煎至温，1 次/日。

用药 2 周后复诊：右足紫绀色泽及面积无明显变化，刺痛减轻。上方去水蛭、威灵仙，加生晒参 15g，莪术 15g，三棱 10g。浴足方同前。

继用药 2 周后复诊：右足第一、二趾颜色变淡，疼痛减轻。前方去银花藤，加桑寄生 15g，川牛膝 15g，黄精 15g。

守方服用近 2 月复诊，右足第一、二趾肤色逐渐恢复如常，无疼痛，趾端麻木明显减轻。

按：叶天士在《临证指南医案》中提出"久病入络"，并将络病理论运用到内伤杂病中，仝小林将糖尿病的络脉的病理改变分为四个阶段：络滞→络瘀→络闭→络损，提倡活血通络贯穿治疗全程。糖尿病慢性并发症种类较多，表现各异，但基于络病的发病机制一致。黄芪桂枝五物汤既能通络又可荣络，且以通为主，方中黄芪、桂枝、生姜三者益气温通，白芍、大枣养血荣络。临床运用中提倡黄芪用量宜大，30～50g 为佳，宜用生品，生黄芪其气滑利善走而行血通脉，不同炙黄芪之浑厚沉稳而实五脏；白芍生用或麸炒其性有别，炒白芍善养血敛阴，生白芍可行血、散瘀、止痛、解毒，患者麻木、疼痛、瘙痒症状较重或以血瘀邪实为主时宜用生白芍，治疗后期瘀毒实邪不甚或气血亏虚者可用炒白芍；桂枝寓络脉之形，使治有所往，又可温通经脉；生姜、大枣不可妄去，患者久用活血逐瘀之品，辛香耗散，易伤胃气，二者可兼奏益胃和中之效。

（2）精选医案 2

患者，女，67 岁。

临床表现：糖尿病史 5 年，平素以优泌林 70/30（精蛋白锌重组人胰岛素混合注射液）治疗，空腹血糖波动在 5.0～6.1mmol/L，餐后血糖在 10.2～11.5mmol/L。诉双下肢疲乏无力，踏棉感伴有肢端麻木，刻诊见形体偏瘦，双下肢皮肤菲薄、干燥，足大趾外翻畸形，舌质暗、苔白，脉弦细。

西医诊断：2 型糖尿病，糖尿病足（0 级）。

中医诊断：气血亏虚，肌肤失养。

治法：益气养血，活血通痹。

处方：黄芪 30g，白芍 15g，桂枝 10g，鸡血藤 30g，怀牛膝 15g，丹参 15g，桑枝 15g，当归 15g，大枣 15g，炙甘草 6g。

水煎服，每日 1 剂。

7 剂后诸症缓解，复查餐后 2h 血糖 8.9mmol/L，继用前方化裁服两周后，诸症明显好转，继服数剂以巩固疗效，定期复查血糖，随访半年，空腹血糖正常，餐后血糖在 7.5～9.0mmol/L 之间，自觉无明显不适。

按：糖尿病足往往出现于糖尿病病程 5～10 年的患者，故其发病之初，机体已深受"糖毒"之害。消渴日久，耗气伤阴，气虚则血行无力，卫外不固；津血同源，阴虚则血液煎熬，营阴不足。导致足部失于濡润温养，又易致风寒等外邪侵袭，营卫不和。此期患者多表现为下肢末梢神经病变，患足或虫蚁感、踏棉感，或麻木不仁。针对此期气血两虚、络脉不和的病机，我们以益气通经，和血通痹为治疗大法。此期常以黄芪桂枝五物汤为基础方，取黄芪甘温益气补虚；桂枝散风寒而温经通痹；白芍养血和营而通血痹，诸药相协，温、补、通、调并用，共奏益气和营、活血通痹之功。由于糖尿病周围神经病变是导致糖尿病足发生的最常见的危险因素，因此，此期的有效治疗是阻断病情进一步发展的关键。

三、乳腺癌术后水肿

1. 疾病概况

手术治疗是治疗乳腺癌的首选方案。近年来，随着对腋窝前哨淋巴结活检的推广，乳腺癌术后上肢淋巴水肿发生率开始呈现下降趋势，但仍有部分患者就诊时已处于癌症中晚期，不得不接受乳腺癌改良根治术，由此导致患侧上肢淋巴回流系统的完整性受到破坏，再加上术后放疗，致使局部淋巴管和小血管内皮细胞浑浊变性，内膜增厚，管腔狭窄或闭塞，局部循环、神经营养障碍，出现上肢淋巴水肿。功能锻炼可促进淋巴水肿消退；佐以肢体气压疗法，进一步改善局部组织的血液循环及供氧情况，挤压淋巴管和血管，促进血液和淋巴的回流，提高静脉性水肿和淋巴性水肿的治疗效果。中医认为，乳腺癌术后，阳气已虚，不能推动津液的运行，停聚于上肢，发为水肿；气为血之帅，气虚后血液推动无力，加之津血同源，津液的运行不畅也会影响到血液的正常运行，两者共同作用造成血液运行不畅，致上肢气血津液运行受阻，不通则痛，临床表现为上肢水肿、疼痛、肩关节活动不利。治疗当健脾益气，利水活血。

2. 临床运用

（1）黄芪桂枝五物汤加减治疗乳腺癌术后上肢水肿

方法：选取 80 例乳腺癌术后上肢水肿患者，随机分为对照组和观察组各 40 例。对照组：物理疗法包括功能锻炼，弹力袖套。观察组：在对照组治疗的基础上，另加黄芪桂枝五物汤加减治疗，方剂组成：黄芪 30g，桂枝 10g，白芍 15g，赤芍 15g，桃仁 10g，川芎 10g，泽泻 10g，羌活 10g，白花蛇舌草 15g，半边莲 15g，甘草 5g。水煎至 200～250mL，每日 1 剂，分早晚两次温服。14 日为 1 个疗程，治疗 1 个疗程。

结果：两组临床疗效比较，观察组总有效率 87.5%，对照组总有效率 65.0%，差异有统计学意义（$P < 0.05$），说明治疗后观察组疗效优于对照组。治疗前，两组患者患肢功能评分差异无统计学意义（$P > 0.05$）。治疗后，两组患者患肢功能评分均较同组治疗前下降（$P < 0.05$ 或 $P < 0.01$），且观察组更明显（$P < 0.05$）。

结论：黄芪桂枝五物汤加减可有效治疗乳腺癌术后上肢水肿，并改善患肢功能。

（2）黄芪桂枝五物汤加减治疗乳腺癌术后同侧上肢水肿

方法：治疗组口服中药黄芪桂枝五物汤加减，并配合抬高上肢，煎汤药渣热敷，按摩，1日为1个疗程，连服3个月。组方如下：黄芪30g，桂枝10g，大枣10枚，生姜10g，赤芍15g，泽泻15g，当归10g，川芎15g，桑枝10g，皂角刺15g，川牛膝10g，路路通10g，鸡血藤15g，地龙10g，乌梢蛇1条。同时测量治疗前后上臂中点臂围。对照组口服呋塞米片20mg日1次，螺内酯片40mg日1次，并配合抬高上肢，热敷，按摩，1日为1个疗程，连用3个月，治疗期间密切注意水电解质平衡。同时测量治疗前后上臂中点臂围。

结果：治疗组的总有效率高于对照组（$P < 0.05$）。

结论：黄芪桂枝五物汤加减治疗乳腺癌术后同侧上肢水肿疗效令人满意。

四、神经根型颈椎病

1. 疾病概况

颈椎病主要指颈椎间盘及继发性椎间关节出现退行性改变而导致血管、神经、脊髓损害进而表现出相应的症状及体征的一类疾病。神经根型颈椎病是颈椎病的常见类型之一，主要由于肌肉和颈部关节损伤或退行性改变后，颈神经根受刺激而产生，该病主要症状包括颈椎活动受限、颈肩疼痛、单侧或双侧上肢麻木、疼痛等。

中医学中神经根型颈椎病属于"痹证""颈筋急""肩背痛""骨痹"等范畴，其病因总结起来有气血不足、肝肾亏虚、外伤、过劳及风寒湿邪侵袭等。基本内因乃正气不足；外因乃急慢性损伤导致气血不畅，脉络受阻或风寒湿邪导致太阳经营卫不和，内外因共同作用而致发病。一旦人体正气不足，抵抗外邪能力减弱，风寒湿邪首侵太阳经，经络因气血不通而遭阻痹，则表现出肢体酸麻胀痛、颈项强痛等症状。所以本病为本虚标实之症，筋骨是主要病变部位，且与肝肾关系密切，虚实兼杂合而为病，本乃肝肾亏虚，标乃风寒湿邪入侵，瘀血阻滞，外加外伤、劳损。

2. 临床运用

（1）黄芪桂枝五物汤配合推拿治疗神经根型颈椎病

方法：选取本病患者94例，随机分为观察组和对照组，每组各47例。对照组给予脑苷肌肽注射液进行治疗，静脉注射，每次1支，每天2次。观察组采用黄芪桂枝五物汤配合推拿进行治疗。黄芪桂枝五物汤药物组成：黄芪30g，桂枝10g，生姜5片，白芍30g，大枣6枚（切开）。加水500mL，文火慢煎，取汁300mL，每天1剂，早晚各1次，连续服用2周。推拿的具体操作方法：患者取坐位，对颈肩部、肩关节、竖脊肌、背阔肌、斜方肌分别予以按揉、滚、拿、一指禅等，慢慢由轻到重再到轻，如此反复多次。以上过程，每次30min，每周3次，连续2周。

结果：观察组有效率为97.87%，对照组有效率为80.85%，两组患者临床疗效比较，差异有统计学意义（$P < 0.05$）。治疗前两组颈椎功能评分及Cobb角比较，无显著性差异（$P > 0.05$），两组患者治疗后颈椎功能评分及Cobb角均高于治疗前，且观察组高于对照组，差异具有统计学意义（$P < 0.05$）。

结论：黄芪桂枝五物汤配合推拿治疗神经根型颈椎病临床疗效显著，能明显改善患者的颈椎功能，且安全性高。

（2）黄芪桂枝五物汤加味治疗神经根型颈椎病

方法：120例按随机表分法分为两组，各60例。对照组用颈复康颗粒治疗。每袋装5g，每次2袋，开水冲服，每日2次，饭后服。治疗组用黄芪桂枝五物汤加味。黄芪45g，白芍45g，桂枝45g，生姜90g，大枣45g，桃仁15g，红花15g，制马钱子1g。每日1剂，制马钱子、生姜加水2000mL先煎1h（从沸腾起计时），后加其他药，煎取400mL，取汁，再加水1000mL，煎取300mL，再次混合分3次，饭后温度。10天为一疗程。

结果：治疗组治疗后VAS、NDI及临床疗效均显著优于对照组（$P < 0.05$）。

结论：黄芪桂枝五物汤加味治疗神经根型颈椎病疗效显著。

（3）针灸配合中药治疗神经根型颈椎病

方法：将198例神经根型颈椎病患者分为研究组和对照组，每组各99例。对照组患者进行针灸治疗；研究组在对照组治疗基础上，加用中药复方黄芪桂枝五物汤合当归芍药散内服，两组均以7天为1个疗程，2个疗程后进行疗效判定。针灸疗法：主穴取颈夹脊穴（双）、风池、大椎；配穴取肩中俞、天宗、列缺、肩井、曲池、外关、合谷。操作方法：对上述穴位进行常规消毒后，用寸毫针进针，交叉取穴，提插捻转平补平泻针刺法，待患者局部有酸、胀、麻、痛等感觉得气后，留针 30min，并于针柄处插入 3cm 长度的艾灸条，点燃施灸，1 次 / 天，10 天为 1 个疗程，治疗 2 个疗程。药物治疗方案：在对照组的治疗基础上，加用复方黄芪桂枝五物汤合当归芍药散。黄芪 30g，当归 15g，白芍 15g，茯苓 15g，白术 10g，川芎 10g，桂枝 10g，泽泻 10g，生姜 10g，大枣 8 枚。两组均以 10 天为 1 个疗程，连续治疗 2 个疗程。

结果：研究组临床总有效率为 90.91%，显著高于对照组的 69.70%（$P < 0.05$）。

结论：针灸配合中药治疗神经根型颈椎病，能提高患者临床疗效，疗效确切，值得在临床进行推广。

（4）黄芪桂枝五物汤倍量治疗神经根型颈椎病

方法：本组 86 例均以枕颌带悬吊牵引 30min，然后行手法推拨颈项后肌群，点按风池、风府、肩井、天宗、曲池、合谷等穴位，隔日治疗 1 次，给予中药黄芪 30g，白芍 30g，桂枝 10g，生姜 3 片，大枣 10 枚。口苦咽干，苔黄，脉弦者加葛根 30g，黄芩 10g，苍术 10g；头痛头晕，舌质淡红，苔白腻，脉细弦者加川芎 10g，白芷 15g，北细辛 6g；头痛头晕，舌质紫暗，苔薄白，舌底脉络迂曲，脉弦者加丹参 30g，僵蚕 10g，川牛膝 15g，蜈蚣 2 条；头痛耳鸣，舌质淡红，苔薄白，脉细缓者加枣皮 10g，茯苓 30g，珍珠母 30g。每日 1 剂，水煎分 2 次服。

结果：本组经 18～26 天治疗均获效，其中痊愈 42 例，显效 27 例，有效 17 例。经 6 个月～1 年随访未见复发。

结论：应用黄芪桂枝五物汤倍量加味治疗神经根型颈椎病可缩短疗程，治疗效果满意。

3. 医案精选

（1）精选医案 1

患者，女，54 岁。

临床表现：主诉颈肩部疼痛伴右上肢麻木 8 个月。既往体弱，易感冒，动则汗出，近日因感冒遇风怕冷，体倦乏力。舌质淡紫苔白滑，脉浮弱。

专科查体：颈项部活动受限，以右侧屈受限明显，颈 5/6 棘突间、棘突上压痛（+），棘旁右侧颈肌紧张，叩击痛（−），放射痛（−）。臂丛牵拉试验左（−），右（+），椎间孔挤压试验双侧（−）。双上肢肌张力无明显异常，肌力正常无减退，双侧肱二头肌、肱三头肌、桡骨膜反射对称引出，右侧拇指及虎口区皮肤感觉较左侧减退。颈椎 X 线正侧位、功能位示：颈椎生理曲度变直，C5/6 椎体前缘骨质增生，椎间轻度失稳，椎体骨质无明显异常。

西医诊断：颈椎病（神经根型）。

中医诊断：痹病（正气亏虚，脉络瘀阻）。

治法：益气活血，通络止痛。

处方：黄芪桂枝五物汤加味。

黄芪 20g，桂枝 12g，白芍 15g，桑枝 9g，延胡索 10g，三七粉（冲服）3g。嘱患者煎药时放生姜 5 片，红枣 10 枚。

复诊：服药 1 周复诊，患者麻木症状好转，疼痛症状减轻，继续服用中药 1 周，疼痛症状消失，偶有麻木，以夜间为甚。将黄芪减至 12g，白芍减至 10g，加独活 10g，继服汤药 2 周后停药，同时示患者颈椎功能锻炼方法，2 个月后患者告知麻木症状消失。

（2）精选医案 2

患者，女，25 岁。

临床表现：颈项僵硬疼痛伴右上肢前臂麻木 1 个月。1 个月前因工作劳累，长期端坐而出现颈项僵硬疼痛，渐至右上臂麻木，平素畏寒，时觉肩背酸困，晨轻，夜重，晨起活动后减轻，上肢力量正常，纳可，眠差，舌淡红，苔薄白，脉弦细。

西医诊断：神经根型颈椎病。

中医诊断：项痹（气血亏虚，风痰痹阻脉络）。

处方：黄芪桂枝五物汤加减。

黄芪 30g，桂枝 15g，桑枝 15g，麸炒白术 30g，白芍 15g，当归 12g，川芎 12g，鸡血藤 15g，豨莶草 30g，威灵仙 10g，天麻 10g，炒僵蚕 10g，炒白芥子 10g，葛根 15g，炙甘草 10g。

12 剂，水煎服，早晚分 2 次温服，每日 1 剂。嘱患者适度活动，勿劳累，勿长期端坐。

复诊：自诉颈项僵硬、肩背酸困症状明显好转，颈项疼痛、右上臂麻木症状减轻，仍时有发作，睡眠好转。嘱患者继服上方 10 剂，服药后症状消失，随访 2 个月未再复发。

按：现代研究认为，黄芪桂枝五物汤具有抗炎、镇痛、扩张血管，增加血流量，增强免疫，促进细胞代谢等作用。而神经根型颈椎病则因颈椎增生直接压迫或增生物对其周围软组织过度刺激而引起局部损伤性炎症和粘连，压迫神经，故症状表现为麻木或疼痛，根据不同的压迫部位而表现出不同位置的感觉运动障碍。黄芪桂枝五物汤虽然不能从根本上解除增生的颈椎组织对神经根的压迫，但却可以通过解除颈部肌肉痉挛、镇静止痛及扩张血管，增加颈部神经周围的血流量，改善肌肉粘连痉挛、结节瘢痕、上肢麻木，从而恢复颈椎的生理功能。

（3）精选医案3

患者，男，61岁。

临床表现：反复颈肩部酸痛3年，近期加重，伴右上肢疼痛、麻木10天。3年前无明显诱因出现颈肩部僵硬酸痛不适，10天前因下班途中淋雨致症状加重并出现右上肢疼痛、无名指及小指麻木，纳可，夜眠差，二便调。舌暗苔薄腻，脉弦细。

专科检查：颈部生理曲度变直，活动受限。C6～T1右侧椎旁压痛，右臂丛神经牵拉试验阳性。颈部MRI示：C5～6、C6～7椎间盘突出。

西医诊断：颈椎病（神经根型）。

中医诊断：项痹（痰湿阻络，气滞血瘀）。

治法：祛痰通络，活血化瘀。

处方：黄芪桂枝五物汤、羌活胜湿汤、牵正散加味。

黄芪60g，桂枝20g，葛根12g，羌活15g，防风15g，蔓荆子20g，白附子20g，僵蚕15g，全蝎10g，蜈蚣1条，姜黄12g，灵仙根20g，桑枝20g，牛膝15g，舒筋草15g，茯神30g，酸枣仁20g，朱砂0.5g。

7剂，水煎服，日1剂。

二诊：服上药后，疼痛明显减轻，夜眠安，右上肢仍有麻木，舌稍暗，苔薄白，脉细。原方去桂枝、防风、牛膝、舒筋草、茯神、酸枣仁、朱砂，加千年健20g，巴戟天15g，狗脊15g，沙苑子20g，茺蔚子20g，葛根用至20g，姜黄15g。7剂。

三诊：诸症已缓，仅余右上肢偶有麻木，舌红，苔薄白，脉细。原方去蜈蚣、羌活、姜黄、千年健、巴戟天、狗脊，加党参20g，当归15g，熟地15g，川芎15g。15剂。随访3月未见复发。

按：患者因淋雨，感受寒湿而使症状加重，急则治标，祛邪外出，多用风药。取羌活胜湿汤、牵正散、黄芪桂枝五物汤之意，并随症加减，用姜黄外散风寒湿邪、内行气血、通络止痛，舒筋草祛风除湿、舒筋活血；配合灵仙根、桑枝，专于行肢臂而治风寒湿痹肩臂疼痛；针对眠差用茯神、酸枣仁、朱砂安神。二诊颈项酸麻痛大为好转，右上肢及手指麻木缓解，夜眠安。外邪已去大半，继而注重治本，补益肝肾。故原方去桂枝、防风、牛膝、舒筋草、茯神、酸枣仁、朱砂，加千年健、巴戟天、狗脊、沙苑子等，祛风湿、补肝肾、强筋骨。三诊，针对病人诸症已缓，仅右上肢偶有麻木，去蜈蚣、羌活、姜黄、千年健、巴戟天、狗脊。根据中医"气不足则麻，血不足则木"的原则，加党参、当归、熟地、川芎，益气补血，使肝肾得滋，筋骨得养，故病邪得去，病获痊愈。

（4）精选医案 4

患者，男，55 岁。

临床表现：患者既往有头晕病史 8 年余，病情时轻时重。3 天前受凉而致头晕加重，双上肢麻木不适，遂来就诊，刻下肩部活动受限，颈椎横突尖前侧有放射性压痛，舌质暗淡，苔白，脉细数。X 线颈椎正侧位片示：第 4、5、6 颈椎间隙变窄，相邻椎体后缘唇样增生。

西医诊断：颈椎病。

中医诊断：眩晕（营卫亏虚，风邪入中）。

治法：调理营卫，祛风散邪。

处方：黄芪桂枝五物汤加味。

黄芪 30g，桂枝 15g，白芍 9g，川芎 10g，葛根 10g，鸡血藤 15g，丹参 15g，木瓜 15g。

水煎服，每日 1 剂。

3 剂后，头晕、肢麻明显减轻，配合予以牵引治疗，7 剂后肢麻消失，唯时感头晕。续服 7 剂后头晕亦消失。随访 1 年未再复发。

按：颈椎病多见于 40 岁以上的中老年人，与职业、生活习惯等有关。颈椎间盘在 20 岁左右时即发生退变，其病理变化引起椎体和终板的改变，在上述改变的基础上，连接颈椎的前后纵韧带、黄韧带及项韧带发生松弛，引起颈椎失稳，渐而增生、肥厚，当退变发生到一定程度，可影响脊髓、神经和椎动脉，产生相应的症状。颈椎病属中医"眩晕""骨痹"范畴。多与肾虚、寒湿有关。中医认为，年高体弱，肝肾不足，正气亏虚，筋骨失养，为本病内因，外感风寒、湿、热或扭挫损伤为本病的外因，二者相互作用，致使太阳经气不利，气血运行不畅，或筋脉失其所濡，或日久气滞血瘀，经脉闭阻不通而发为本病。本案病机为营卫亏虚，风邪入中。《内经》曰："卫虚则不用，营虚则不仁。"故治疗以补营卫、祛风邪为其大法。黄芪益气；桂枝通阳行痹；白芍和营理血；配合川芎、葛根、鸡血藤、丹参、木瓜，舒筋活血通络，祛风行气止痛。诸药相投，药证合拍，我们在临床采用黄芪桂枝五物汤加味以温经通络、活血固本为法，标本兼治，恰中病机，屡治屡效。

五、腰椎间盘突出症

1. 疾病概况

腰椎间盘突出症神经根型是神经根受到机械压迫、血运障碍、化学刺激等诸多因素所致，随着这些因素作用时间的延长，神经根本身的结构和功能进一步发生改变，病程的迁延和反复发作，使这种损害更加显著，出现水肿和纤维组织增生。

中医认为，十二经脉中的阳经受督脉统率，腰为肾之府，项背部为督脉循行部位，腰、项背部损伤均可波及督脉，致经气不旺，故手术致正气虚弱，脉络损伤，瘀血阻滞，气血运行不畅，而引起阳经部位出现麻木，甚至也可累及阴经；水湿内阻，瘀血水湿互结为患，损伤失血过多，血液滋生难以为继，血虚不能濡润肌肤则出现麻木。气虚则输布无力，化源不足，影响气的温煦、熏肤作用，而致麻木之证。

2. 临床运用

（1）黄芪桂枝五物汤联合经皮椎间孔镜下髓核摘除术治疗腰椎间盘突出症

方法：选取 74 例腰椎间盘突出症患者作为对象，以治疗方式差异分两组，各 37 例。予以两组经皮椎间孔镜下髓核摘除术。对照组：术后予以常规西药治疗。治疗 14 日。观察组：术后予以黄芪桂枝五物汤治疗。生姜 15g，白芍、黄芪、桂枝各 9g，大枣 4 枚，上述中药水煎，每次取汁 200mL 温服，早晚各 1 次，1 日 1 剂。治疗 14 天。

结果：术后观察组中医证候积分较对照组低（$P < 0.05$）。术后观察组血清 TNF-α、IL-6、IL-18 水平低于对照组（$P < 0.05$）。

结论：黄芪桂枝五物汤联合经皮椎间孔镜下髓核摘除术治疗腰椎间盘突出症可改善临床症状，减轻炎性反应。

（2）三维牵引与黄芪桂枝五物汤加减治疗腰椎间盘突出症的疗效

方法：根据 CT、MRI 和 X 线片选择牵引方法。SWQ-V 型三维牵引床以慢速牵引，患者取俯卧位，分别用固定带固定胸部及骨盆，牵引可分持续和摇摆 2 种，牵引力从 30kg 开始递增，最大可达到 70kg，持续 20～30min。在持续牵引中可以选择摇摆设置：分上下转动，左右旋转，角度 0°～30°。牵引完毕，严格卧硬床休息 3～6h，可在腰围保护下下床，避免负重和剧烈运动。配合中药黄芪桂枝五物汤加减治疗。组方：黄芪 20～30g，桂枝 10g，白芍 15～20g，大枣 10g，生姜 10g，寒湿型加川乌 10g（先煎），草乌 10g（先煎），杜仲 10g，木瓜 10g，细辛 5g，赤芍 10g，地龙 10g。气滞血瘀型加归尾 10g，乳香 10g，没药 10g，续断 10g，桃仁 10g，红花 10g；湿热型去生姜加僵蚕 10g，泽泻 15g，木通 10g，威灵仙 10g。上方每日 1 剂，水煎服，每日 3 次，每次 200～300mL，7～15 剂为 1 个疗程。

结果： 本组患者治疗 7～15 天，平均 11.5 天。显效 108 例占 68.4%，有效 26 例占 16.5%，无效 24 例占 15.0%，有效率 85.0%。治疗期间未见不良反应。

结论： 三维牵引与黄芪桂枝五物汤加减治疗腰椎间盘突出症花费少，痛苦小，疗效满意。

（3）黄芪桂枝五物汤加味治疗腰椎间盘突出症术后麻木综合征

方法： 将 108 例患者随机分组对照观察，治疗组、对照组各 54 例。治疗组采用黄芪桂枝五物汤加味治疗：黄芪 20g，桂枝 15g，白芍 15g，牛膝 12g，鸡血藤 12g，当归 9g，地龙 6g，枸杞子 6g，杜仲 12g，川续断 9g，大枣 6 枚，生姜 6g。经过辨证分析加减用药，由煎药室统一煎制，日 1 剂，早晚 2 次分服，10 剂为 1 个疗程。对照组采用甲钴胺治疗，一次 500μg，日 2 次。两组疗程均为 1 月。两组均术后第 3 天开始进行药物治疗，并行直腿抬高锻炼以及在腰围保护下下地活动，腰围使用 1 个月。

结果： 治疗组和对照组总有效率分别为 87.04% 与 72.22%，提示治疗组疗效优于对照组（$P<0.05$）。

结论： 黄芪桂枝五物汤加味是腰椎间盘突出症术后麻木综合征的有效治疗方药。

（4）手法配合黄芪桂枝五物汤加减对腰椎间盘突出症的治疗作用

方法： 对 68 例腰椎间盘突出症的患者采用常规的摩、揉、滚、点按、拿捏以及双掌推压法、斜扳整复法、屈膝屈髋动腰法、托腿按腰晃身法、反背震颤法等手法治疗，同时配合黄芪桂枝五物汤加减内服治疗，观察治疗前后常规肌电图和 F 波传导速度的改变。治疗每天 1 次，每次除常规手法外，可根据情况选择 2～3 种整复手法配合施用，10 次为 1 疗程；1 疗程结束后休息 2～3 天，再行第 2 疗程治疗，2 疗程后复查。内服中药治疗以黄芪桂枝五物汤加减，黄芪 50g，桂枝、赤芍、当归各 15g，王不留行、生姜、大枣各 12g。湿热重可加黄柏、苍术、防己；寒重可加制附子，重用当归；肾虚加杜仲、巴戟天、川续断、牛膝；

病久可加全蝎、僵蚕、蜈蚣等。水煎服，每天1剂，早晚空腹各服1次，配合手法治疗2疗程后复查。

结果：经2个疗程治疗后，总有效率达91.12%，随着病情好转，肌电图复查异常自发电位减少，运动单位电位数和电压增加，F波传导速度增快，与治疗前比较差异有非常显著意义（$P < 0.01$）。

结论：手法配合黄芪桂枝五物汤加减治疗可缓解或消除神经的受压状态，使受损的神经根得到不同程度的修复，功能状态改善。

（5）骶管阻滞配合黄芪桂枝五物汤治疗腰椎间盘突出症

方法：回顾性分析80例腰椎间盘突出症患者，随机分为两组，治疗组和对照组各40例。具体治法为：对照组采用药物骶管阻滞治疗方法，每周治疗一次，3次为一疗程。治疗组在对照组采用药物骶管阻滞的基础上，加服黄芪桂枝五物汤。黄芪9g，白芍9g，桂枝9g，生姜18g，大枣4枚。以上药物水煎400mL，每日1剂，分早、晚2次温服，6剂为一疗程，连服3个疗程。随症加减：感觉障碍者，加僵蚕、地龙；血瘀阻络者，加丹参、红花；寒邪痹阻者，加附子、肉桂、干姜；湿邪蕴结者，加苍术、白术；疼痛甚者，加鸡血藤、延胡索；正气虚弱者，加党参、当归、骨碎补。

结果：平均随访半年，骶管阻滞配合黄芪桂枝五物汤组疗效优于单纯骶管阻滞组（$P < 0.05$）。

结论：骶管阻滞配合黄芪桂枝五物汤治疗腰椎间盘突出症安全、简单而有效，是治疗腰椎间盘突出症的有效方法。

3. 医案精选

（1）精选医案1

患者，男，63岁。

临床表现：主诉1个月前因受凉畏寒，腰痛剧烈，伴左下肢麻木疼痛，跛行，下肢无力，舌淡苔白，脉浮数。检查直腿抬高试验60°，加压试验阳性，左小腿外侧皮肤感觉麻木不仁。腰椎MRI示IA-5椎间盘突出（中央偏左）。

西医诊断：腰椎间盘突出症。

治法：温经活血，通络止痛。

处方：黄芪桂枝五物汤加减。

生黄芪30g，桂枝15g，白芍20g，炙甘草10g，独活15g，丹参20g，土鳖虫15g，伸筋草15g，地龙15g，生姜10g，大枣10g。5剂，每日1剂，水煎分早晚两次口服。并配合揉摩、滚法、按压、拿捏、叩击、拍打、抖法等推拿手法治疗。

复诊：服药后腰痛腿麻明显减轻，仍有畏寒，上方加制附子10g，继服10剂后诸症皆除。

按：腰椎间盘突出症为气血不足，加之寒气侵袭，邪入血脉，痹阻不通而致。黄芪桂枝五物汤温经通络，加独活、丹参、伸筋草、地龙、制附子等增加温经之力，并更具活血通络止痛之效，故疗效较好。

（2）精选医案2

患者，女，40岁。

临床表现：腰痛伴右下肢麻木、放射痛半年余。检查：L4～5右侧椎旁0.5cm处压痛（+），右侧直腿抬高试验（+），加强试验（+），右小腿外侧及足背皮肤痛觉明显减弱，右下肢无肌肉萎缩，腱反射正常。经牵引及推拿等治疗后，腰及右下肢疼痛缓解，但右小腿外侧及足背仍麻木，针灸治疗近1个月，症状仍在，行走时右下肢有沉重感，舌淡苔白腻，脉细弦。

辅助检查：CT示L4～5椎间盘向右后侧突出，压迫右侧神经根。

西医诊断：L4～5椎间盘突出症。

中医诊断：湿痰阻络，气血不足，阳气阻遏，营卫不和。

处方：黄芪30g，白芍10g，肉桂（后下）10g，地龙15g，法半夏10g，枳壳10g，白芥子10g，川草乌10g，川牛膝10g，生姜3片，大枣7枚。

复诊：上方加减服用1个月，诸症消失，随访半年未再复发。

按：腰椎间盘突出症是腰腿痛常见且重要的原因，麻木是骨伤科疾病中常见的临床症状，可在多种疾病中出现，如颈椎病、腰椎间盘突出症、神经损伤等。引起麻木的病因有气虚、血虚、痰瘀阻滞或兼挟风寒湿邪等。气虚则输布无力，化源不足，影响气的温煦、熏肤作用，而致麻木之证。损伤失血过多，血液滋生难以为继，血虚不能润肌肤则出现麻木；损伤失治，瘀血停留，日久化痰，痰瘀交错，闭阻经脉，气血不得宣畅，则肌肤麻木。上述诸因，加之风寒湿邪乘虚入侵，气血滞涩更甚，则麻木亦甚。本例重用黄芪益气；白芍养血和营；大枣调和营卫；生姜辛散，使邪去而血痹自通；地龙通络治麻效佳；枳壳行气，而使黄芪益气之功更佳；法半夏化痰；白芥子祛顽痰通络；牛膝补益肝肾，引药下行。朱丹溪曰："麻是气虚，木是湿痰死血。"因"木"为湿痰瘀血凝滞，阳气虚败所致，故对木甚者加川草乌、肉桂以增强其温阳除痹之功。

六、肩周炎

1. 疾病概况

肩周炎是以肩关节疼痛、肩关节活动功能障碍为主要特征的一种常见病、多发病,是由慢性劳损、外伤、风寒湿侵袭等原因引起肩关节周围软组织发生慢性无菌性炎症反应,导致肩关节周围软组织粘连,关节囊挛缩,滑液囊粘连、萎缩,分泌减少,润滑作用降低,韧带变性挛缩等退行性病变。在祖国医学中,肩周炎被称为"漏肩风""肩凝症"等,将其归为痹病的范畴,故又有肩痹、周痹等病名。《黄帝内经》中记载"风寒湿三气杂至,合而为痹",认为其病因与风邪、寒邪、湿邪有关。《济生方》记载"皆因体虚、腠理空疏,受风寒湿气而成痹也",认为肩周炎多由风寒湿邪乘虚而入,侵入肩部,以致经络阻滞、气血不畅、经失所养而发病。《诸病源候论》记载"此由体虚,腠理开,风邪在于筋故也……邪客关机,则使筋挛,邪客于足太阳之络,令人肩背拘急",认为此病与素体亏虚,邪气侵犯足太阳经络所致。中医认为肩周炎的发病与年老体衰、气血不足、筋失所养、外感风寒湿邪或外伤有关,治当祛风散寒、补气温阳、调和营卫、活血通痹。

2. 临床运用

(1) 黄芪桂枝五物汤加味加肩三针治疗肩周炎

方法:将60例病例随机分为两组,每组30例。对照组采用单纯口服黄芪桂枝五物汤加味治疗,治疗组采用口服黄芪桂枝五物汤加味加肩三针治疗。中药内服处方:黄芪30g,白芍20g,桂枝20g,威灵仙20g,片姜黄10g,羌活10g,独活10g,生姜10g,大枣10g,细辛6g。水煎服,1日1剂,10剂为1疗程。针灸治疗方法:患者取坐位,按常规体针刺法,选取"肩三针",即肩髃、肩前、肩贞,26号2~2.5寸毫针刺之,进针1.5~2.5寸,得气后加用G-6805电针仪,中等强度刺激,以患者能够耐受为度,留针30min,每日治疗1次,10次为1个疗程,疗程间休息3~5天。

结果:经过3个疗程,对照组治疗后总有效率为70.0%,治疗组治疗后总有效率为93.3%,两组病例治疗后疗效比较,差异有统计学意义($P<0.05$)。

结论:黄芪桂枝五物汤加味加肩三针治疗肩周炎疗效显著,值得在临床上推广应用。

(2) 加味黄芪桂枝五物汤治疗肩周炎

方法：回顾性分析加味黄芪桂枝五物汤治疗138例肩周炎患者的疗效。运用加味黄芪桂枝五物汤，药物组成：黄芪50g，桂枝12g，当归20g，白芍20g，威灵仙12g，防风12g，羌活12g，蜈蚣2条，生姜10g，大枣10g，炙甘草16g。水煎常规。冷痛者加制川草乌10g。兼痰湿者加法半夏12g，胆南星10g。

结果：1周内损伤者3～5剂治愈39例；病久者2～4剂见效，连服10～15剂治愈78例，服20～25剂治愈21例。本组138例均治愈，无复发，无不良反应。

结论：加味黄芪桂枝五物汤治疗肩关节周围炎疗效确切。

3. 医案精选

（1）精选医案1

患者，女，54岁。

临床表现：主诉半月前干农活后劳累出汗并减衣，当晚即觉右肘至肩部沉重，麻木，怕冷，并有酸痛感，尤以肩部疼痛较甚。次日右上肢抬举困难，活动受限，入夜疼甚。刻诊：患者痛苦病容，面色少华，右臂欠温，右肩部压痛明显，右上肢上举受限，脉沉细无力，舌淡白而润。

中医诊断：血痹（寒湿侵伤，血行不畅，阳气痹阻）。

治法：温阳行痹。

处方：黄芪桂枝五物汤加味。

黄芪30g，桂枝9g，白芍9g，生姜15g，大枣10枚，姜黄12g，防风6g，羌活6g。嘱服5剂。

复诊：右臂麻木沉重大减，但怕冷仍如前，且肩痛仍甚，脉沉细，舌苔白润。原方加制附片9g，薏苡仁15g，嘱服5剂，配合针灸、火罐治疗。

三诊：病已痊愈。

按：肩周炎多发生在40岁以上的中老年人，祖国医学认为五旬之人，肝肾渐衰，肾气不足，肾气为先天之气，先天之气不足，损及后天脾胃之气，脾胃气虚，水谷精微则无以化生，以致气虚血少，无以滋养百骸，则骨脉空虚，筋肉失养，不胜外邪侵扰。若失于调护，夜睡露肩，风寒袭至，荣卫失调，经络阻塞而疼痛，肩关节活动受限，甚则僵硬。本案以黄芪桂枝五物汤加味补益气血，调养荣卫，荣卫和则风寒祛，筋肉充养，诸节通利。气血充沛，荣卫调和，筋络通顺则症除矣。

（2）精选医案 2

患者，男，36 岁。

临床表现：患者左肩关节疼痛已 1 年。隐隐作痛，活动受限，不能肩挑，穿衣困难。询问病史曾有贫血、房劳过度。经常上山砍柴挑担，涉水过溪，下田劳动，冷水浸泡。患游走性关节炎已 10 个月。诊之舌质淡，苔白，切之脉细无力。

中医诊断：风湿入侵，正气不足，脉络痹阻，气机不畅。

治法：活血通络，益气祛风散寒。

处方：黄芪 30g，桂枝、赤芍、当归、羌活、姜黄各 6g，桑寄生 9g，地龙 10g。水煎服，每日 1 剂。

复诊：服药 2 剂疼痛止，4 剂手臂伸展自如。

后经出诊随访，未见复发。

按：本病与肩关节周围软组织长期慢性劳损、正气不足、肌体虚弱、风寒湿邪侵袭等有关。故方中重用黄芪补气，当归补血，羌活、姜黄、桂枝祛风利湿，温经活络止痛，为治上肢重痛的要药；赤芍、寄生凉血活血，行滞止痛，地龙活血通络。诸药合而用之，共奏益气补血，温经和营，祛风利湿，活血通络之功。在治疗过程中，均配合针刺治疗，效果甚佳。针刺穴位：肩髃、曲池、外关、合谷。

（3）精选医案 3

患者，女，53 岁。

临床表现：患肩周炎约 1 年，曾多处诊治，其效不显，病情反复难愈。查右肩部微肿疼痛，不能上抬，外展内旋亦困难。诉常两手麻木，右肩疼痛并牵引至背部，穿衣、梳头、洗脸均难以自行完成，并感精神不振，肢软无力。视其舌淡苔薄白，脉弱而紧。

中医诊断：肩凝症（卫气亏虚，贼风邪气入侵，寒湿阻滞经络）。

治法：补卫气，祛寒湿，通经络。

处方：加味黄芪桂枝五物汤。

黄芪 30g，当归 12g，白芍 15g，桂枝 12g，生姜 10g，鸡血藤 20g，片姜黄 10g，全蝎 10g，羌活 12g，防风 12g，威灵仙 12g，秦艽 12g。

上药 15 剂，每剂文火煎两遍，取汁约 500mL，分 2 次服。嘱患者慎避风寒，适当活动锻炼，并配合针刺按摩。

复诊：15 天后复诊，肩部疼痛、两手麻木等症状皆见好转。药已对证，效不更方，原方继服 25 剂。

三诊：症状完全消失而愈。

按：肩周炎多因患者卫气亏虚，以致贼风邪气入侵，而见精神不振，肢软乏力，舌淡脉弱之气虚症状。风寒湿之邪侵袭关节，痹阻经络，致肩部肿不能举，不得旋转，两手麻木等症。故选用黄芪桂枝五物汤方以益气和营，疏风散寒。方中黄芪入脾肺补中益气，温分肉，实营卫而达助卫固表之功，桂枝、生姜通阳祛风，温经活血，疏散肌腠之风寒；白芍养血和营。加当归、鸡血藤、片姜黄、全蝎养血活血，搜风通络；羌活、防风、威灵仙、秦艽祛风散寒止痛。诸药配伍，相互协调，使疼痛得解，麻木得除，同时配以针刺、按摩，使血脉通畅。标本同治，则肩痹自愈。

（4）精选医案 4

患者，男，48 岁。

临床表现：主诉两年前，因劳动后出汗较多，歇凉于门洞并睡着。醒后，即感右肩重着。此后，时有隐痛，右臂屈伸不利。曾自服去痛片及外敷膏药，亦未见明显好转，每当变天时疼痛加重。两个月前因感冒而疼痛加重，动则痛甚，右上肢不能前屈后伸，穿衣困难，并伴有麻木沉重感。经 X 线检查，除外颈椎病，故求中医治疗。查：症状同前，舌质淡、苔白，脉沉细无力。

中医诊断：气血不足，复感风寒之邪，经络痹阻，不通则痛。

治法：益气和血，温阳散寒通痹。

处方：黄芪 50g，桂枝、赤芍、鸡血藤各 20g，羌活、地龙、秦艽、防风各 15g，片姜黄、甘草各 10g。

姜枣为引，每日 1 剂，水煎，分 2 次服。

复诊：服药 3 剂，即感右肩关节疼痛减轻，重着感消失，穿衣已不受限，前后屈伸较前灵活。舌质淡、苔白，脉沉无力。在上方基础上，连续加减服用 12 剂。

三诊：病情基本痊愈，疼痛麻木消失，右肩活动自如，舌、脉正常。

按：漏肩风即现代医学的肩周炎，主要是由于正气不足，气血营卫不调，风寒湿邪乘虚而入，阻滞经脉气血的畅通，导致不通则痛的病理机制而发生本病。方中重用黄芪以补气；桂枝、赤芍、姜黄、地龙温阳行痹，通络止痛；羌活、秦艽、防风散风祛湿止痛；鸡血藤和血通络；甘草调和诸药。全方共奏补气和血，温阳行痹，通络止痛之效。

七、重叠综合征

1. 疾病概况

重叠综合征是同时或先后出现两种或两种以上明确诊断的结缔组织病,或称为重叠结缔组织病。多属于中医"痹病"之范畴。认为本病的发生与营卫气血不足相关,其病机关键在于先后天不足,脾肾阳虚,阴血阳气不足,易受外邪侵袭而发病,内外相引而成,可从脾胃论治,采用温补脾肾,祛寒除湿,行气活血为治法。

2. 典型医案

患者,女,58岁。

临床表现:因"反复烧心、反酸2年"前来就诊,胃镜检查示胃息肉,慢性胃炎。症见反酸烧心,伴口干,食欲差,进食减少,饮食后胃部胀满,嗳气或排气后减轻,无恶心呕吐,无胸闷憋气,无头晕头痛,寐可,二便调。舌质暗红,少苔,脉细弱。行胃窦部内镜下息肉切除术。患者近2年来体重减轻十余斤,双手小关节变形,双手皮肤呈黑紫色,双手皮温低,偶有疼痛,夜间加重,既往患类风湿关节炎3年,雷诺氏病2年,均未进行系统针对治疗。

辅助检查:抗 Scl-70 抗体(+);CRP17.50mg/L↑;抗 SS-A(52)抗体(+);IgG19.40g/L↑;抗 SS-B 抗体(+);抗核抗体:1∶80(+);IgA4.55g/L↑;抗可溶性核抗原抗体(+);抗 SS-A(60)抗体(+);类风湿因子77.30IU/mL↑;血常规:血红蛋白浓度106.0g/L↓。

西医诊断:系统性硬化病;重叠综合征。

中医诊断:痹病(脾肾阳虚)。

治法:补益脾肾,通阳行痹,降逆和胃。

处方:生黄芪15g,桂枝10g,太子参15g,茯苓15g,生白术15g,生甘草8g,麸炒枳壳10g,砂仁8g,海螵蛸20g,浙贝母8g,煅瓦楞子20g,白茅根15g,芦根15g,陈皮10g,醋香附10g,干姜8g,鸡血藤30g。7剂,水煎,早晚分服。

二诊:反酸症状好转,双手雷诺现象减轻。原方去煅瓦楞子,加石斛10g,制吴茱萸3g,7剂,水煎,早晚分服。患者住院治疗两周症状明显好转后出院。后又继续治疗。

三诊：患者出院后半年病情稳定，其双手苍白、青紫、潮红现象发作次数明显减少，持续时间明显缩短，偶遇冷后出现小关节疼痛，以原方加玄参10g，三七粉3g（冲服），当归20g。以增加活血通脉，化瘀散结之力。

四诊：患者守方调理半年后，患者双手雷诺现象较前大有好转，双手皮温较前恢复，皮色由黑紫逐渐恢复血色，现基本无疼痛，反酸烧心等诸脾胃症状亦明显改善，现偶双手麻木，夜间口干，考虑患者久病阳不化津，津液不能上承，以原方加麦冬15g，北沙参15g。以增加滋阴益胃生津之力。

按：患者双手小关节变形，双手皮色黑紫，皮温低，偶有疼痛，于夜间加重，平素反复反酸烧心，食欲差，性情内向不爱与人交流，舌质暗而少苔，故治疗时应以益气通阳，和营行痹，健脾益肾，疏肝行气为法。针对患者反复反酸、烧心症状予海螵蛸、煅瓦楞子以制酸止痛。诸药合用健脾胃，化瘀滞，散寒凝，通血脉，制反酸，内外合治，标本兼顾。

八、骨质增生性疾病

1. 疾病概况

骨质增生（又称增生性骨关节炎、退变性关节病、老年性关节炎、肥大性关节炎）是指构成关节的软骨、椎间盘、韧带等软组织变性、退化，关节边缘形成骨刺，滑膜肥厚，骨质破坏，进而演变为骨质增生，关节变形的一种疾病。根据发病特征分为原发性和继发性两种。

2. 医案精选

患者，女，62岁。

临床表现：患者有5年颈椎骨质增生病史，近因病证加重前来诊治。刻诊：颈项僵硬，颈部活动受限有响声，疼痛放射至肩部和上肢，手指麻木若触电样感觉，因活动及受凉加重，肢体沉重，舌质暗淡瘀紫，苔白腻，脉沉弱涩。

中医诊断：气虚寒痰瘀阻证。

治法：健脾益气，温阳化痰，活血化瘀。

处方：黄芪桂枝五物汤、乌头汤与生化汤合方。

黄芪10g，白芍10g，桂枝10g，生姜18g，大枣12枚，麻黄10g，生川乌10g，当归24g，川芎10g，桃仁3g，干姜2g，炙甘草6g。6剂，煎药时加入黄酒10mL，服药时加入蜂蜜30mL，每天1剂，每日3服。

二诊：疼痛略有减轻，以前方6剂。

三诊：手指麻木减轻，以前方6剂。

四诊：颈项僵硬好转，以前方6剂。

五诊：疼痛较前又有减轻，以前方6剂。

六诊：手指麻木改善明显，以前方治40余剂。之后，为了巩固疗效，以前方变汤剂为散剂，每次6g，每日分3服，治疗4个月。

随访1年，一切尚好。

按：本案患者根据因活动加重、脉沉弱辨为气虚，再根据受凉加重、苔白辨为寒，因肢体沉重、苔白腻辨为痰湿，又因舌质暗淡瘀紫、脉沉弱涩辨为瘀，以此辨为气虚寒痰瘀阻证。方以黄芪桂枝五物汤益气温阳，缓急止痛；以乌头汤温阳散寒，通络止痛；以生化汤活血化瘀止痛。方药相互为用，以奏其效。

九、糖尿病周围神经病变

1. 疾病概况

糖尿病是一种慢性疾病，治疗周期相对较长，且无法治愈，常使用降糖药以及胰岛素对其进行控制。当患者发生糖尿病时，容易引起周围的神经发生病变，产生代谢的紊乱、血管受到损伤、感觉神经传导速度减慢等，临床表现为肢体疼痛、麻木蚁走等感觉，给患者带来极大的痛苦。使用降糖药与胰岛素，能够使患者的血糖恢复到正常水平，治疗糖尿病具有重要作用，但是其无法作用于周围的神经病变。而对周围神经病变治疗使用"甲钴胺"等营养神经的药物治疗亦效果不佳。

中医学上，将糖尿病引起的周围神经病变归为"血痹"范畴，认为其发病机制是阴阳两虚、经络淤堵，引发的肢体疼痛麻木。使用黄芪桂枝五物汤治疗本病，通过对经络的疏通，提高感觉神经传导速度，可有效地减少患者肢体疼痛、麻木等症状，达到治疗周围神经病变的作用。

2. 临床运用

（1）加味黄芪桂枝五物汤治疗糖尿病周围神经病变

方法：选取92例糖尿病患者，使用抽签法进行随机分组，分为对照组和观察组，分别为46例。

对照组给予传统治疗方式，即降糖药并配合胰岛素进行治疗。在晚餐前或临睡前进行皮下注射甘精胰岛素，根据血糖标准，适当调节胰岛素的用量，可调节为1～3次/天。口服甲钴胺片，剂量为500μg/次，每日服用3次，持续服用12周。

实验组在对照组患者治疗的基础上，使用加味黄芪桂枝五物汤治疗，药物组成为黄芪30g，桂枝12g，党参20g，白芍9g，丹参15g，赤芍9g，姜黄10g，鸡血藤30g，全蝎3g，怀牛膝10g，大枣7个。以上药物均进行熬制，每日一剂，在服用7天后，观察症状，根据症状的缓解情况，调整黄芪的剂量，若症状无明显变化，可增加黄芪的剂量至40～50g。连续服用12周为一个疗程。

结果： 实验组患者的不良反应发生率（8.69%）低于对照组（26.08%），差异明显，具有统计学意义（$P < 0.05$）。治疗后，观察组患者SCV（49.45±4.71）明显高于实验组患者（42.62±6.38），差异明显，具有统计学意义（$P < 0.05$）。

结论： 加味黄芪桂枝五物汤治疗糖尿病周围神经病变，提高感觉神经传导速度，促进周围神经病变的康复，具有明显的治疗效果，并且不良反应发生率低，值得临床上使用及推广。

（2）加味黄芪桂枝五物汤联合针刺治疗糖尿病周围神经病变

方法： 选择糖尿病周围神经病变患者82例，随机分为两组，每组各41例。对照组口服甲钴胺片，0.5mg/次，3次/天。

观察组采用加味黄芪桂枝五物汤+针刺治疗。①加味黄芪桂枝五物汤的药方组成：红花6g，川芎、当归、大枣、赤芍、桂枝各10g，生地黄、木瓜、丹参、女贞子各20g，黄芪30g。加水煎煮，去渣留汁，每日1剂，早晚各温服200mL。②针刺选穴：血海、三阴交、内关、肾俞、太冲、气海、足三里、曲池、阳陵泉、太溪、尺泽，每次选择5组穴位，使用捻转平补平泻法，留针时间30min/次，每隔10min行针1次，10天为1疗程，隔2天方可进行下一疗程。两组均连续治疗6周，治疗期间可依据患者病情酌情调整剂量。

结果： 治疗后，观察组腓总神经、正中神经的感觉神经传导速度（SNCV）及下肢运动神经传导速度（MNCV）均高于对照组，差异有统计学意义（$P < 0.05$）；治疗前，两组患者周围神经病变证候评分对比，差异无统计学意义（$P > 0.05$）；治疗后，观察组周围神经病变证候评分低于对照组，差异有统计学意义（$P < 0.05$）。

结论： 对糖尿病周围神经病变患者采用加味黄芪桂枝五物汤联合针刺治疗，可有效降低血糖，改善神经营养及微循环，促使其感觉、肢体障碍等症状得以改善，利于提高神经传导速度。

（3）黄芪桂枝五物汤联合西药治疗糖尿病周围神经病变

方法： 选取糖尿病周围神经病变患者74例，按照随机数字表法分为观察组和对照组，每组 37 例。

对照组患者给予西药治疗，首先合理安排和控制患者饮食和运动情况，向患者讲述糖尿病相关知识，指导患者皮下注射胰岛素的正确方法，测量患者的正常空腹血糖为 4.5～7.0mmol/L，餐后 2h 血糖为 10mmol/L；给予注射用胰激肽原酶 40U/天，以生理盐水 1.5mL 溶解，肌内注射，1 日 1 次，连续治疗 4 周。

观察组在对照组基础上加用黄芪桂枝五物汤，组方为桂枝 12g，生姜 30g，芍药 12g，黄芪 20g，大枣 12g；不同症状者进行相应的加减治疗，阳虚四肢较凉者需加肉桂和附子，瘀血阻络者需加鸡血藤、桃仁和红花，血虚麻木者需加当归和生地；将上述药材煎制，直至汤汁为 200mL，1 日 1 剂，分早晚服用，连续治疗 4 周。

结果：治疗前，两组患者下肢腓总神经和上肢正中神经的 SNCV、MNCV 的差异均无统计学意义（$P > 0.05$）；治疗后，观察组患者上述指标明显快于对照组，差异均有统计学意义（$P < 0.05$）；两组患者临床疗效比较，观察组患者的总有效率明显高于对照组，差异有统计学意义（$P < 0.05$）。

结论：黄芪桂枝五物汤联合西药治疗糖尿病周围神经病变的疗效显著。

（4）黄芪桂枝五物汤加味联合玉女煎治疗糖尿病周围神经病变

方法：把 80 例糖尿病周围神经病变患者随机分为给予中药方剂（黄芪桂枝五物汤加味联合玉女煎）治疗的观察组与给予西药依帕司他治疗的对照组，每组 40 例。

两组治疗均按照《中国 2 型糖尿病防治指南》控制血糖：对患者的饮食均严格控制，同时嘱进行适当的体育锻炼，所有患者均以口服降糖药为主要的控制血糖方法，如果出现少数血糖控制欠佳的患者则改用胰岛素治疗，力求让所有患者的血糖水平稳定在空腹低于 7.8mmol/L，餐后 2h 低于 10mmol/L；在控制好血糖的基础上采用以下两种方法治疗糖尿病周围神经病变。

对照组采用依帕司他 50mg，3 次/天。

治疗组采用黄芪桂枝五物汤加味联合玉女煎：白芍、黄芪、熟地各 30g，牛膝、石膏各 15g，麦冬、知母、当归、桂枝、红花、桃仁、生姜、大枣各 10g，全蝎、地龙、蜈蚣、水蛭各 2g。上药加水 500mL，水煎温服，每日 2 次。7 天为 1 个疗程。连用 3 个疗程。两组均观察 3 个疗程，并统计其疗效。

结果：治疗前两组评分统计学差异无统计学意义（$P > 0.05$）。经过治疗后两组患者的临床症状和体征均有不同程度的改善，观察组与对照组之间的差异具有统计学意义（$P < 0.05$）。

结论：黄芪桂枝五物汤加味联合玉女煎治疗糖尿病周围神经病变效果较好。

（5）黄芪桂枝五物汤联合甲钴胺片治疗糖尿病周围神经病变

方法：选取糖尿病周围神经病变患者116例，排除相关禁忌后按照治疗方式将其分为对照组和观察组，各58例。

两组患者均给予常规糖尿病临床治疗方法，使用胰岛素或口服降糖药控制血糖在正常范围内，并给予一定的饮食及运动指导。

对照组给予甲钴胺片，口服，0.5mg/次，3次/天。

观察组在对照基础上给予黄芪桂枝五物汤联合治疗，具体处方：黄芪30g，鸡血藤25g，大枣15g，生姜3片，当归15g，白芍12g，桂枝10g。每日1剂，水煎取汁300mL，早晚2次口服。两组患者均4周为1个疗程，治疗2个疗程。

结果：两组患者临床疗效比较，观察组临床治疗有效率（91.38%）优于对照组（72.41%），差异具有统计学意义（$P < 0.05$）；两组患者治疗前后神经传导速度比较，治疗后，观察组患者神经传导速度明显优于对照组，差异具有统计学意义（$P < 0.05$）；两组患者治疗前后血糖及血脂水平比较，治疗后，观察组患者血糖及血脂变化明显优于对照组，差异具有统计学意义（$P < 0.05$）。

结论：黄芪桂枝五物汤联合甲钴胺片治疗糖尿病周围神经病变，可提高疗效，有效控制血糖及血脂变化，周围神经传导速度得到明显改善。

（6）通过网络药理学的方法对黄芪桂枝五物汤治疗糖尿病周围神经病变（DPN）的相关靶点进行预测与机制研究

方法：利用中药网络药理学分析平台（TCMSP）数据库筛选出黄芪桂枝五物汤中有效成分和相关靶标蛋白；运用网络可视化软件Cytoscape3.5.1构建黄芪桂枝五物汤有效成分-靶标相互作用网络进行拓扑学分析；借助STRING在线数据库进行蛋白质与蛋白质相互作用（PPI）网络的构建与分析；从Uniprot数据库中获取靶标蛋白的基因名称后，借助David数据库进行KEGG通路功能富集分析，研究黄芪桂枝五物汤在治疗DPN上的作用机制及原理。

结果：黄芪桂枝五物汤的核心化合物有槲皮素、山奈酚、β-谷甾醇、7-O-甲基异丙醇胺、异鼠李素等，核心靶标有前列腺素G/H合酶2、热休克蛋白HSP90、核受体共激活因子2等；PPI网络图显示黄芪桂枝五物汤有效成分中关键蛋白主要有C-Jun氨基端激酶、肿瘤蛋白p53、FOS、丝裂原活化蛋白激酶1、转录因子P65、白细胞介素-8等；KEGG结果表明黄芪桂枝五物汤主要作用与肿瘤坏死因子信号通路、Toll样受体信号通路等信号通路有关。

结论：黄芪桂枝五物汤主要通过多种途径、多种信号通路作用于多种靶点发挥其药物功效，利用网络药理学通过多种数据库与统计分析软件可以有效预测与分析药物的潜在作用与起效机制。

（7）加味黄芪桂枝五物汤治疗糖尿病痛性神经病变

方法：60例糖尿病痛性神经病变患者按照随机数字表法分为观察组和对照组。对照组采用常规西医治疗。

观察组在对照组治疗的基础上加用加味黄芪桂枝五物汤口服治疗。药物组成：生黄芪30g，桂枝15g，白芍15g，赤芍15g，丹参20g，鸡血藤20g，全蝎10g，延胡索15g；每日1剂，煎取400mL分2次口服。两组疗程均为8周。比较两组患者临床疗效，治疗前后视觉模拟评分、感觉神经传导速度、运动神经传导速度及抑郁状态评分。

结果：治疗后，两组患者视觉模拟评分、感觉神经传导速度、运动神经传导速度及抑郁状态评分均出现不同程度的改善，差异有统计学意义（$P<0.05$）；与对照组比较，观察组患者视觉模拟评分、感觉神经传导速度、运动神经传导速度及抑郁评分改善更加显著（$P<0.05$）。

结论：加味黄芪桂枝五物汤可有效改善糖尿病痛性神经病变患者的临床症状，提高患者的生存质量。

3. 医案精选

（1）精选医案1

患者，男，65岁。

临床表现：血糖升高12年，双下肢麻木疼痛3年，加重一周。患者12年前因体检发现血糖增高，空腹血糖7.8mmol/L，诊断为糖尿病，口服二甲双胍降糖。平时未节制饮食亦未系统检测血糖。三年前因双下肢麻木、疼痛住院治疗，好转后出院。现用胰岛素控制血糖，血糖时高时低。一周前双下肢麻木、疼痛加重，遂来就诊。现症见乏力，畏寒怕冷，视物模糊，双下肢疼痛麻木、遇寒加重，皮色暗黑、有瘀斑，纳可，眠差，大便稀溏，小便清长，3～4次/夜。双下肢皮温较低，双足背动脉搏动减弱，舌体胖大有齿痕、舌质暗，苔薄白，脉沉细。

辅助检查：空腹血糖7.3mmol/L，糖化血红蛋白7.1%。双下肢肌电图示双下肢周围神经损害。

西医诊断：糖尿病并发周围神经病变。

中医诊断：肢痹（阳虚寒凝兼瘀血阻络）。

治法：益气温阳，活血通脉。

处方：给予黄芪桂枝五物汤加减。黄芪 30g，肉桂 9g，芍药 15g，桃仁 15g，红花 15g，全蝎 3g，蜈蚣 3g，制附子（先煎）9g，益智仁 10g，桑螵蛸 10g，酸枣仁 15g，远志 12g，生姜 18g，大枣 4 枚。7 剂，每日 1 剂，水煎分早晚服。

胰岛素继用控制血糖。

复诊：稍乏力，麻木疼痛明显减轻，大便成形，皮色、皮温好转，睡眠好转，舌质暗，苔薄白，脉沉细。效不更方。

又 7 剂后复诊：稍有乏力、口干，麻木减轻，疼痛畏寒已无，纳眠可，大便正常，小便 2 次/夜，舌质淡暗，苔薄白，脉沉。守上方去制附子、远志，改黄芪 20g，加玄参、麦冬各 15g，继服。

历时两个月治疗后来诊：症状基本消失，神清气爽，麻木、疼痛已完全消失，纳眠可，二便可。查空腹血糖 6.0mmol/L，餐后 2h 血糖 7.4mmol/L。嘱其胰岛素继用控制血糖，舒畅情志，合理饮食，适量运动。

按：本患者属阳虚寒凝兼瘀血阻络型，本病病机为本虚标实，患者病程日久，耗伤正气，久损及阳，阳虚出现畏寒、肢冷、大便溏、小便清长、舌体胖大等本虚症状。阳虚寒凝无以温煦而血瘀，瘀阻脉络不通，故出现疼痛、瘀斑、麻木、舌质暗等标实的表现。方中黄芪甘温补气升阳，肉桂补火助阳，散寒止痛，温经通脉。芍药和营养血；桃仁、红花活血祛瘀止痛，全蝎、蜈蚣通络止痛；制附子助阳止痛；益智仁、桑螵蛸益肾，固精缩尿；酸枣仁、远志宁心安神；生姜、大枣合用和营卫，调诸药。复诊因口干，大便已成形、眠可，故去制附子、远志，加玄参、麦冬以养阴生津以防伤阴。诸药合用集益气、温肾助阳、活血通络、散寒止痛、安神于一方，故对本患者疗效显著。

（2）精选医案 2

患者，女，59 岁。

临床表现：患者体态微胖，1 周前因天气炎热，寐于空调房后，次日晨起双下肢发凉明显、疼痛。现症见双下肢冰凉，膝盖以下尤甚，肢体疼痛，得温则缓，食纳尚可，寐安，二便调，舌质暗红，舌体胖大，苔白，脉浮滑。既往有糖尿病病史 6 年。

中医诊断：消渴痹证（气虚血瘀、寒湿阻络证）。

处方：生黄芪 20g，桂枝 20g，当归 15g，白芍 15g，黑顺片 10g，红花 10g，党参 10g，茯苓 10g，川芎 10g，鸡血藤 20g，天麻 10g，地龙 10g，炒白术 10g，甘草 10g，透骨草 10g，生姜 10g。7 剂，水煎服，每日 1 剂，早晚分服。并嘱每日煎药后药渣加水再煎，用以睡前泡脚。

二诊：服药7剂后，双下肢发凉明显减轻，疼痛好转，手足得舒，汗较多，舌质暗红，舌体微胖，苔白，脉弦滑。证对效显，守方不变，加减调整。于上方去党参，加麦冬10g，五味子10g，太子参10g。再进7剂。

三诊：诸症十去八九，续服7剂，嘱其注意起居调护，食饮有节，后随访诸症悉除。

按：患者体态微胖，《素问·奇病论》有云嗜食肥甘厚味之人，易转为消渴，"肥者令人内热，甘者令人中满，故其气上溢，转为消渴"。患者为中老年女性，肝肾不足，肌肉看似丰盛，实则腠理稀疏，筋骨脆弱，本就极易感受风寒湿邪。又患者贪凉，外感淫邪，进而发为肢体痹痛。《证治汇补·外体门》有云："惟风寒湿三气杂至为痹者，乃有余之病，故多痛"。方用黄芪甘温益气，桂枝温经通络，生姜疏风助桂，以达温通透散之效，白芍合营养血，党参、白术补益脾气，合茯苓利水渗湿，健脾胃，甘草补益心脾。黑顺片即附子，大辛大热，为"通行十二经纯阳之要药"，一方面散寒祛瘀止痛，温通经络，"外则达皮毛而除表寒"，另一方面温补肾阳，"里则达下元而温痼冷"，伍当归、红花、川芎、鸡血藤活血通经，佐天麻、地龙祛外风，走经通络。透骨草辛温，《本草纲目》言其"主筋骨一切风湿疼痛挛缩"，入肝经，活血止痛、养筋活络，合而去阻于四肢络脉之风寒湿邪。诸药合用使寒湿得祛、气虚得益、瘀血得除、经络得通。服7剂后，药效显著，痹痛得减，手足得温，汗出较多。汗为津液所化，津血同源，汗出过多恐其营阴外泄，耗损阴精，故易党参为太子参，再加麦冬、五味子益气敛阴生津。再服7剂，随访下肢诸症皆消，嘱其注意调护，避免再发。患者治疗过程中，使用中医传统治疗方法中药熏洗，以改善肢体末梢微循环，此法对疾病的治疗有独特疗效。

（3）精选医案3

患者，女，62岁。

临床表现：患者6年前因多饮、多食，于当地医院检查发现血糖升高，诊断为"2型糖尿病"，先后服用二甲双胍等西药，血糖未规律监测。现症见乏力，头痛，双下肢麻木、发凉、疼痛，心烦失眠，偶有心慌、胸闷，活动后加重，纳可，大便不成行，日1～2次，尿混，有泡沫，舌红苔黄腻，脉沉细。

辅助检查：空腹血糖8.4mmol/L，餐后2h血糖12.4mmol/L。行双下肢血管超声提示：双下肢动脉内中膜增厚，伴多发斑块。

西医诊断：糖尿病，糖尿病周围神经病变。

中医诊断：血痹。证属气虚血瘀，瘀血阻络。

治法：益气温阳，活血通脉。

处方：方选黄芪桂枝五物汤加减。

黄芪30g，桂枝12g，当归12g，黄芩12g，黄连9g，瓜蒌20g，鸡血藤30g，炒酸枣仁30g，地龙9g，三七粉6g（冲服）。10剂，每日1剂，早晚温服。

复诊：乏力、头痛减轻，下肢发凉、疼痛较前改善，仍有麻木，二便可，眠可，舌红，苔微腻，脉沉细。原方去酸枣仁、黄连、当归，加葛根30g，丹参15g，桑寄生15g，杜仲12g。14剂。

再诊：病情缓解，无明显自觉症状，复查空腹血糖6.9mmol/L，餐后2h血糖9.8mmol/L。治疗有效，原方继服。服20剂后病情缓解。

按：初诊考虑患者以下肢麻木、疼痛为主症就诊，伴舌苔黄腻，故以黄芪桂枝五物汤为主方，取其益气温阳之效。黄芩、黄连、瓜蒌清脏腑湿热，改善舌苔厚腻，并反佐辛温之性。当归、鸡血藤入血分补血活血通络，三七粉、地龙活血化瘀，改善血管斑块。酸枣仁敛阴安神。二诊患者失眠，舌苔厚腻改善，故去酸枣仁、黄连、当归，加用葛根、丹参对药降血糖，丹参祛瘀生新，葛根生津止渴，濡润筋脉，两者同用还可改善患者胸闷，预防糖尿病性心肌病。后考虑患者症状改善，已初见成效，则继续服用此方，此外患者年过半百以虚为本，治以补肾活血为主，加用杜仲、桑寄生补肾健骨。

（4）精选医案4

患者，男，62岁。

临床表现：患糖尿病十余年，伴双下肢麻木疼痛反复3年。曾两次出现"腔隙性脑梗死"。诊见双下肢麻木，乏力，疼痛，全身有针刺样不适，腰膝酸软无力，尤以夜间为甚，伴头晕，腰背部发凉，偶有耳鸣。双下肢肤温偏低，舌质淡暗，苔白，脉沉细。

治法：益气温阳，通络止痛。

处方：黄芪桂枝五物汤合麻黄附子细辛汤加减。

黄芪20g，当归10g，桂枝10g，细辛3g，白芍10g，制附片（久煎）6g，淫羊藿10g，补骨脂10g，丹参10g，川芎10g，延胡索10g，牛膝10g，鸡血藤20g，甘草5g。每日1剂，水煎服。5剂。

嘱患者按原方法服用拜糖平，注射胰岛素控制血糖。

复诊：诉服药后，腰背部发凉感减轻，仍觉腰膝酸软，乏力，头晕，耳鸣，全身针刺样感觉仍存。故于原方中加杜仲10g，桑寄生10g，桃仁10g，红花5g，鸡血藤30g，蜈蚣（焙干研末冲服）1条。10剂后，患者诸症均明显改善，效不更方，继服 10 剂，以善其后。

按：该病多因消渴日久，并发"筋痹""麻木"，为本虚标实之证。一旦出现症状，病程多达数年。其发病机理不外乎"虚""瘀"二者，一则机体气、血、阴、阳俱虚；二则因虚而血运不畅，久病入络致痰、血、湿热瘀滞经脉发为本病。正如明·戴思恭在《秘传证治要诀及类方》中所言"三消得之，气之实，血之虚也，久久不治，气尽虚则无能为力矣"。《素问·逆调论》亦言："荣气虚则不仁，卫气虚则不用，营卫俱虚则不仁且不用"。由此观之，"虚""瘀"即为病机关键所在，得其要者，万变不离其宗也。

按期分型为辨证论治的基础，糖尿病周围神经病变的早期诊断、早期预防、早期治疗是非常重要的。有研究表明，DPN 的中医分型与病程进展之间的关系虽然不是很密切，却有着一定的相关性。临床常根据患者的病程、病情、舌脉表现而分期分型进行辨证施治。

早期病变仅侵犯足趾或手指的远端，症状轻微，病程不长，脏腑功能尚可代偿，多可逆转。分为两型：①气阴两虚，瘀血阻络。表现为部分手指或足趾末端轻微麻木，或针刺样疼痛，病程不长，持续时间不久，不影响活动，或伴有糖尿病的其他不适。舌质淡，偏暗，苔薄，脉细。治以益气养阴，活血通络。方用生脉散合补阳还五汤加减。药用：黄芪、人参、五味子、麦冬、川芎、当归、桃仁、桂枝、丹参、地龙等。②脾胃虚弱，痰瘀互阻。多见于体胖之人，表现为乏力，肢端麻木不适，伴面色少华，纳差，寐不安，大便稀薄。舌淡，苔白腻，脉沉细。治以补益脾胃，化痰行瘀。方用香砂六君子汤合双合汤加减。药用：人参、黄芪、茯苓、白术（便稀者用焦白术）、木香、砂仁、法半夏、陈皮、丹参、川芎、桂枝等。

中期湿热阻络：表现为手足肿痛，灼热不适，下肢为甚，伴小便色黄。舌红，苔腻微黄，脉细数。治以清热利湿，通络止痛。方用四妙散加减。药用：苍术、黄柏、薏米、防己、萆薢、当归、红花、路路通、牛膝等。

晚期多见于病程日久，肢体或全身均有不适，且同时伴有肾、眼等器官的损害。病至该期患者多已阴虚及阳，阴阳两虚，且已累及多脏，治疗较棘手。①精亏髓空：表现为双下肢酸软乏力，或有麻木及针刺感，尤以夜间为甚，且伴头晕、口干、耳鸣，小便夜间频数，量可，大便干结。舌红少津，脉细数。治以填精补髓，补肾通络。方用左归丸加减。药用：熟地、菟丝子、枣皮、黄芪、人参、枸杞子、鹿角胶、牛膝、首乌、益智仁、鸡血藤、丹参、田三七等。②阳气虚衰，阴寒凝滞，络脉痹阻：表现为四肢麻木不适，感觉减退，肤温偏低，甚至肿胀，伴头晕乏力，易汗出，舌淡，苔白，脉沉细。治以温阳益气活血，化痰逐瘀通络。方用黄芪桂枝五物汤加减。药用：黄芪、桂枝、制附片、淫羊藿、仙茅、补骨脂、川芎、当归、鸡血藤、白芍、细辛、通草、丹参。

（5）精选医案 5

患者，男，64 岁。

临床表现：既往糖尿病病史 10 年，形体羸瘦，2 个月前四肢开始出现发凉、麻木，阵发性针刺样疼痛。刻下症见四肢发凉，小腿连及脚底麻木，双下肢疼痛如针毡，胸闷发沉，腹部胀满，食后尤甚，纳可，寐安，二便调，舌质暗淡，有瘀斑，苔薄白，脉弦细。

中医诊断：消渴痹证（气虚血瘀证）。

处方：生黄芪 20g，桂枝 15g，白芍 15g，川芎 12g，茯苓 12g，炒白术 10g，红花 10g，当归 12g，党参 15g，鸡血藤 15g，生杜仲 10g，地龙 10g，天麻 10g，丹参 20g，三七粉 1 袋。7 剂，水煎服，每日 1 剂，早晚分服。

二诊：服药 7 剂后，四肢发凉、麻木、疼痛等症状均明显减轻，夜间偶尔下肢抽筋，舌质暗淡，苔薄白，脉弦细。证对效显，守方不变，加减调整。于上方加盐补骨脂 15g，再进 7 剂。

三诊：诸症皆消，为巩固疗效，上方继服，嘱其饮食有节，劳逸适度，调畅情志，规律监测血糖，门诊随诊。

按语：患者为老年男性，病程长，因而出现四肢发凉、麻木、疼痛等糖尿病并发症。方中主用黄芪、党参大补元气，使气旺得行。其人素体瘦弱，脾胃本虚，脾胃运化不利，食后胀满，用茯苓、白术补气健脾燥湿，使脾升胃降机能正常，气血生化有源。桂枝温通经脉，合白芍养阴柔血，调营卫，利气血。当归活血补血。《灵枢·五变》有云："怒则气上逆，胸中蓄积，血气逆留……血脉不行，转而为热，热则消肌肤，故为消瘅"，指出血行不畅有可能导致消瘅。"血中之气药"川芎，既能活血化瘀，又能行气止痛。患者胸闷发沉，用丹参、红花活血通络、祛瘀止痛。麻木与瘀血关系密切，《张氏医通·麻木》："麻则属痰属虚，木则全属湿痰死血"，再加鸡血藤、三七，舒筋活络、活血化瘀。天麻甘平，质润，通经络止痛。地龙性走窜，善通行经络，合用以增强疗效。患者为老年男性，病程长，肝肾不足，加杜仲补益肝肾、强筋骨。二诊下肢症状明显改善，证对效显，守方不变，患者下肢偶尔有抽筋现象，是四肢濡养不足，补骨脂温脾补肾助阳，使肢体得以濡养。

十、面神经麻痹

1. 疾病概况

面神经麻痹也叫面神经炎，俗称为面瘫，是以面部表情肌群运动功能障碍为主要特征的一种常见病、多发病，它不受年龄限制。患者面部往往连最基本的抬眉、闭眼、鼓腮等动作都无法完成。严重时可影响正常生活，给患者造成极大的痛苦。西医通常采用糖皮质激素、抗病毒药物以及营养神经治疗来治疗该疾病。然而，临床应用糖皮质激素和抗病毒药物的效果并不显著，而且它们的副作用也非常大。

2. 临床运用

（1）黄芪桂枝五物汤加减配合针灸治疗面瘫

方法：①药物方法：黄芪桂枝五物汤加减，主要药物组成，生黄芪30～60g，桂枝10g，肉桂10g，生白芍10g，赤芍10g，生姜30g，大枣20g。风寒型加羌活12g，防风6g；风热型加柴胡10g，连翘20g；气滞血瘀型加桃仁10g，红花10g；痰阻经络型加炒白芥子6g，炒苏子10g，炒莱菔子10g；气血亏虚型增加黄芪剂量；肝阳上亢型加夏枯草15g，石决明15g。用法：将药用水浸泡30min后，用电煎密闭煎药机，制成药液，每袋150mL，分早晚两次饭后服用。14剂为1疗程。②针刺方法：二白（阳白、四白）、二竹（攒竹、丝竹空）、二风（风池、医风）、地仓、颊车，均取患侧，合谷、足三里，均取双侧，以毫针平补平泻，共计十二穴，每日针灸一次，留针30min，先针灸6天，休息两天，再针灸6天，每日针灸1次，共12次为1疗程。

结果：痊愈（临床症状体征消失，生理功能恢复正常）85例，好转（病侧面肌感觉和表情均比健侧差）9例，无效（治疗前后症状无改变）2例。1个疗程痊愈者69例，2个疗程治愈者25例，无效2例，总治愈率88.5%，好转率98%，无效率2%。

结论：以黄芪桂枝五物汤加减治疗此病，取得了满意疗效。

（2）黄芪桂枝五物汤联合西药治疗面神经麻痹

方法：使用随机平行对照方法，将76例住院患者按随机数字表法分为两组。对照组38例使用醋酸泼尼松片，5mg/片，30mg/次，1次/日；7日后逐渐减量至停药。甲钴胺注射液，0.5mg/次，1次/日，肌注；7日后改为口服甲钴胺片，0.5mg/片，0.5mg/次，3次/日。维生素B_1注射液，100mg/次，1次/日，肌注；

7日后改为口服维生素B_1片，10mg/片，10mg/次，3次/日。加兰他敏注射液，2mg/次，1次/日，肌注。治疗组38例加服黄芪桂枝五物汤（黄芪30g，桂枝、芍药各15g，生姜18g，大枣10g）；面部麻木甚加蜈蚣、地龙；耳后疼痛甚加天麻、钩藤；舌苔厚腻加白术、茯苓；每日1剂，水煎两次后取汁300mL，早晚温服。药渣以纱布包裹，热敷患处。西药治疗同对照组。连续治疗14日为1疗程。观察临床症状、面肌功能、不良反应。连续治疗1疗程，判定疗效。

结果： 治疗组痊愈5例，显效12例，有效19例，无效2例，总有效率94.74%。对照组痊愈3例，显效10例，有效16例，无效9例，总有效率76.32%。治疗组疗效优于对照组（$P<0.05$）。

结论： 黄芪桂枝五物汤联合西药治疗面神经麻痹疗效显著，值得推广。

（3）黄芪桂枝五物汤加减治疗面神经麻痹发病初期

方法： 选取本院临床诊断为面神经麻痹的患者67例进行回顾性分析。两组患者均按面神经麻痹常规治疗，给予泼尼松20～30mg/日，每天晨起1次，于1周后渐停用，并给予针刺治疗，选穴：颊车、地仓、迎香、下关。配穴：攒竹、太阳、牵正、上星，每日1次，7日为1个疗程。治疗组加用黄芪桂枝五物汤加味：黄芪30g，赤白芍各15g，桂枝15g，生姜18g，大枣10g，当归15g，白芷12g，威灵仙15g，防风12g，甘草10g。水煎分2次口服，每日1剂，7日为1个疗程。随症加减：面部麻木者，加蜈蚣1条，地龙12g；舌苔厚腻、口渴、小便不利者，加用五苓散。

结果： 治疗组痊愈率达74.2%，对照组痊愈率为41.7%，治疗组痊愈率明显高于对照组（$P<0.05$）。

结论： 在基础治疗上加用黄芪桂枝五物汤加减治疗面神经麻痹能加强治疗效果，比常规激素治疗加针刺疗法的治愈率明显提高，值得临床推广使用。

（4）黄芪桂枝五物汤加减配合针灸治疗顽固性周围性面瘫

方法： 28例患者采用黄芪桂枝五物汤合补阳还五汤加减的中药汤剂，结合应用电针、头针、温针灸、TDP照射、梅花针、闪罐等综合治疗。①中药治疗：以黄芪桂枝五物汤合补阳还五汤加减治疗，药用黄芪30g，桂枝10g，白芍15g，当归15g，赤芍10g，川芎10g，地龙10g，桃仁10g，红花5g，生姜6g，大枣12个。可随症加减。若气虚重者加大黄芪用量；血瘀显著者加川牛膝、丹参、鸡血藤、郁金等；麻木感重者加天麻、葛根等；舌苔稍厚胃纳减者可加苍术、茯苓、石菖蒲等。每日1剂，7天为1个疗程，疗程间可隔1天。②针灸治疗：主穴：合谷、翳风，其余以局部取穴为主，多用透穴，可用阳白透丝竹空或鱼腰透攒竹、四白透地仓、地仓透颊车等，下关深刺（水沟、承浆、颧髎、太阳、牵正也可选择），结合 TDP 照射，使患者有温热感。温针灸足三里（双侧），同时合用头针，先取百会，再取对侧运动区下 2/5 处，用抽提针法，得气后配加电针，留针半小时。起针后，用梅花针叩打面瘫部，轻重以患者能忍受为宜，叩至面部微红充血为度，然后再行闪罐法。所有操作隔天 1 次，15 次为 1 个疗程。

结果： 28 例患者，治疗时间 22～54 日，痊愈 11 例，好转 15 例，无效 2 例，总有效率 92.86%。

结论： 黄芪桂枝五物汤加减配合针灸综合治疗顽固性周围性面瘫，疗效满意。

3. 医案精选

（1）精选医案 1

患者，男，24 岁。

临床表现：劳动时出汗，自感左面部肌肉麻木发紧，尔后口角向右侧㖞斜，经神经科诊治，口服血管扩张药及维生素 B_1、维生素 B_{12}，针灸治疗，效果不显。患者前额皱纹消失，左面表情肌瘫痪，触之有凉感，口角歪向右侧，流口水，不能鼓气，面色萎黄，身体瘦弱，体倦乏力，舌淡苔白，脉沉细。

中医诊断：素体虚弱，卫阳不足，腠理空虚，风邪乘虚入络。

治法：益气养血助阳，活血祛风。

处方：黄芪桂枝五物汤加味。

黄芪 50g，桂枝 15g，白芍 30g，当归 15g，白芷 10g，红花 10g，僵蚕 10g，全蝎 10g，干姜 10g，大枣 5 枚。

水煎服，每日 1 剂，服 6 剂。

复诊：病人精神好转，面色红润，左侧面部已有汗出，麻木感减轻，口角㖞斜明显减轻，自觉较有力，舒适。续服 6 剂。

三诊：左脸面麻木感已基本消失，口角㖞斜已不明显，肢体较有力，为巩固疗效，再服 3 剂，病愈。

按：本例患者平素气血虚弱，劳累过度，汗多，致腠理空虚。风邪乘虚侵入颜面，造成面部神经麻痹。故治以益气补血助阳，祛风活络法。方中重用黄芪，益气助卫固表，增强机体抵抗力；配桂枝、干姜、大枣温阳行痹；当归、白芍、红花养血活血；白芷、僵蚕、全蝎祛风排毒。药症相符，故收到满意疗效。

（2）精选医案 2

患者，男，57 岁。

临床表现：患者于晨起，家人发现其口眼㖞斜，右眼不能闭合，口角左歪，涎水较多，不能皱眉、鼓腮，右耳后翳风穴有压痛，舌体淡胖，边有齿痕，舌尖稍红，苔薄白，脉浮缓。

中医诊断：素体虚弱，风邪乘虚入中络脉。

治法：固卫和营，温经通痹。

处方：黄芪桂枝五物汤。

黄芪 30g，川桂枝 10g，生白芍 10g，白附子 6g，制僵蚕 15g，全蝎 5g，连翘 10g，板蓝根 30g，生姜 9g，大枣 7 枚。服药十数剂而愈。

按：此口眼㖞斜即面神经麻痹，属于中医"中风"范畴。《金匮要略》谓："络脉空虚"，风邪乘虚而入，发为"僻"。临床应排除中枢性面瘫，对周围性面神经麻痹，应用经方黄芪桂枝五物汤扶正祛邪，加以搜风清热解毒，通经活络，随症加减，辨证治疗，疗效满意。

（3）精选医案 3

患者，女，43 岁。

临床表现：患者 3 天前突然发生口眼㖞斜，闭而不合。查：左咀及闭眼时疼痛且不合，口中时流清涎，舌体㖞斜，语言謇涩，两目视力下降，西医诊断为"颜面神经麻痹"。尺脉沉而细，寸关浮弦而滑，舌质淡苔薄白，兼有心悸，咳嗽有痰。

中医诊断：气血虚弱，血凝痰阻，风邪上扰。

治法：益气养血，祛风通络，佐以化痰。

处方：黄芪桂枝五物汤加味。

黄芪 20g，桂枝 24g，赤芍 10g，生姜 20g，大枣 15g，胆南星 10g，蜈蚣 3 条，蕲蛇 10g，当归尾 20g。

二诊：经服上方 4 剂，口流清涎止，言语謇涩较前好转，精神稍好，余证及脉舌如前，方已对证，宜守方直驱不净之余邪。

三诊：再服上方 4 剂，口眼㖞斜明显好转，说话已正常，时感面部疼痛消失，多梦、心悸亦随之大大好转，仍守原方再服四剂，以巩固疗效。

四诊：口眼㖞斜完全恢复正常，仅时感心慌，此乃气阴血弱之症，拟以人参养荣汤调理善后，随访至今未见复发。

按：此证与一般治法有异，在治痰同时重在益气养血，俗云："治风先治血，血行风自灭"，故重用当归养血活血，黄芪益气生血，取当归补血汤之意，于阳中求阴，阳生阴长，而使气行血行，痰去络通而病愈。

(4) 精选医案 4

患者，女，35 岁。

临床表现：患者 15 天前骑车后，突然出现右侧面目麻木，右侧鼻唇沟变浅，嘴角左歪。用针灸及穴位注射等治疗 1 周，稍缓解，仍嘴角左歪，右眼闭合露睛，右侧口角闭合漏风。舌质淡苔白腻，脉弦细。

中医诊断：风痰阻络，气血不和。

治法：祛风化痰，温阳通络。

处方：黄芪桂枝五物汤加减。

黄芪 50g，桂枝 20g，白芍 20g，川芎 10g，僵蚕 10g，全蝎 6g，白附子 6g，白芷 10g，天麻 10g，法半夏 15g，茯苓 15g，生姜 10g，甘草 20g，大枣 10 枚。7 剂，水煎温服，每日 3 次。并嘱继续针灸治疗。

7 天后复诊，症状消失，随访至今正常。

按：本案患者骑车冒受风寒，夹有痰湿之象。重用黄芪补气、运血，桂枝温经通脉，白芍补血，川芎行气活血，白附子、僵蚕、全蝎搜风剔络祛痰，白芷解表祛风，半夏、茯苓化痰，天麻息风，生姜、大枣健脾化痰，甘草调和诸药。药证相映，则效尤捷。

(5) 精选医案 5

患者，女，47 岁。

临床表现：患者两周前，于清晨起床后，突感左侧面部不适，发现饮水时口角漏水，咀嚼食物时食物滞留于左侧齿颊之间，餐后对镜观察，嘴角已明显向右侧㖞斜，左眼睑不能闭合，流泪，鼓腮时漏气，左侧鼻唇沟明显变浅。当地卫生院诊为"面神经麻痹"（面瘫），经输液、针灸治疗，未见明显好转，今日来院要求服中药治疗。现诸症如上所述，舌质淡红，舌体略胖，苔薄白，脉浮缓。

中医诊断：正气不足，络脉空虚，营卫失调。

治法：益气温阳，活血通络。

处方：黄芪 35g，桂枝 15g，赤芍 15g，当归 15g，羌活 15g，防风 15g，全蝎 3g（冲服），白僵蚕 15g，生姜七片，大枣 12 枚。5 剂，每剂水煎早晚温服。

复诊：饮水时口角漏水消失，诸症明显好转，药已中的，原方继进 10 剂。

三诊：诸症消失，康复如初。告愈。

按：本案属正气不足，脉络空虚，营卫失调，风邪乘虚而入，伤其气血，阻其脉络，致使气血郁阻，而发斯证。药用黄芪桂枝五物汤益气温阳，行气活血，当归、赤芍养血活血通络，乃治风先治血，血行风自灭之意。防风、羌活祛风散邪，全蝎、白僵蚕乃虫蚁之属，有活血通络、祛风解痉之功。诸药合用，阳气通，气血行，风邪祛，脉络通，邪祛正复，其证乃愈。

（6）精选医案6

患者，女，63岁。

临床表现：患者在3个月前发现左侧口眼㖞斜，即住院治疗2周，先用西药、又用针灸，继之服用中药等，但口眼㖞斜没有明显恢复，出院至今仍未见好转，近1个月来又有左侧面肌至耳根疼痛。刻诊：口眼㖞斜，闭口鼓气漏气，额纹消失，口角流水，面肌抽搐，恶风汗出，口渴，面部发热，面肌至耳根处疼痛，因寒疼痛加重，舌质红，苔黄腻，脉浮弱。

中医诊断：卫气虚弱，痰热生风证。

治法：益气固表，清热化痰，息风止痉。

处方：黄芪桂枝五物汤、白虎汤与牵正散合方。

黄芪10g，白芍10g，桂枝10g，生姜18g，大枣12枚，知母18g，石膏48g，炙甘草6g，粳米18g，全蝎6g，白附子6g，白僵蚕6g。6剂，水煎服，每天1剂，每日分3次服用。

二诊：闭口鼓气漏气略有减轻，予前方6剂。

三诊：恶风汗出止，面肌至耳根疼痛基本消除，予前方6剂。

四诊：口眼㖞斜基本消除，予前方6剂。

五诊：诸证解除，为了巩固疗效，予前方治疗12剂，口眼㖞斜痊愈。随访半年，一切尚好。

按：特发性面神经麻痹是因茎乳孔内面神经非特异性炎症所致周围性面瘫的一种疾病，又简称面神经炎。根据面神经痛麻痹的病变证机是卫气虚弱，治以黄芪桂枝五物汤，因病变证机有郁热，故与白虎汤合方，症有筋脉挛急，故又与牵正散合方治之。根据汗出恶风、面肌至耳根处疼痛因寒加重辨为寒，再根据闭口鼓气漏气辨为气虚，因面肌抽搐辨为风动，又因口渴、面部发热辨为热，更因苔黄腻辨为痰热，以此辨为卫气虚弱，痰热生风证。方以黄芪桂枝五物汤益气固表，发汗祛风；以白虎汤清泻积热；以牵正散祛风化痰止痉。方药相互为用，以奏其效。

十一、类风湿关节炎

1. 疾病概况

类风湿关节炎（RA）是以关节疼痛、肿胀、畸形为主要临床表现的全身性自身免疫性疾病。目前 RA 发病机制尚未完全阐明，可能与遗传、环境、感染及免疫等多种因素有关。医学界普遍认为，T 细胞、B 细胞等多种免疫细胞参与了 RA 发生发展过程，而白细胞介素（IL）-1、IL-2、IL-6 及肿瘤坏死因子-α（TNF-α）等多种炎性因子是引起 RA 发病的关键因素。

RA 属中医学痹证范畴。肾主骨、肝主筋，痹症主要涉及肝肾两脏，其病机多为本虚标实。《济生方》言："皆因体虚，腠理空疏，受风寒湿气而成痹也。"本研究中，患者均为正虚寒痹，病程较长，多因先天禀赋不足或年老体弱，肝肾亏虚，筋骨失养，加之后天因起居无常，风邪夹寒侵袭机体，而致气血凝滞，经脉闭阻，最终发为本病。当治以益气固表、祛风散寒。目前临床对 RA 的治疗主要以控制炎症、改善症状、延缓病情进展，防止畸形为目的。临床在西医常规治疗的基础上，加用黄芪桂枝五物汤联合玉屏风散治疗 RA，于缩短晨僵时间、减轻疼痛、消除关节水肿方面取得显著效果。

2. 临床运用

（1）黄芪桂枝五物汤加味治疗类风湿关节炎

方法：选取 86 例类风湿关节炎患者作为研究对象。随机将这些患者分为对照组（$n=43$）和观察组（$n=43$）。对两组患者均使用西药进行治疗。具体的方法是：患者每天口服 2 次洛索洛芬钠片，每次 60mg。每天口服 2 次氟米特片，每次 10mg。在此基础上，为观察组患者使用黄芪桂枝五物汤加味进行治疗。该方剂的组方为：黄芪、三七、丹参、三棱各 15g，白芍、桂枝、川芎、片姜黄、当归、莪术各 10g，大枣 6 枚，蜈蚣 2 条。所用中药均为中药饮片。将上述中药以水煎服。每天服 1 剂，分 2 次服用，每次服药 200mL。两组患者均连续治疗 3 个月。

结果：观察组患者治疗的总有效率高于对照组患者（$P < 0.05$）。治疗前，两组患者的关节肿胀评分、关节疼痛评分、关节功能评分、关节压痛评分及晨僵持续的时间相比，差异无统计学意义（$P > 0.05$）。两组患者治疗后的关节肿胀评分、关节疼痛评分、关节功能评分及关节压痛评分均低于其治疗前的各项评分（$P < 0.05$），其治疗后晨僵持续的时间短于其治疗前晨僵持续的时间（$P < 0.05$）。治疗后，观察组患者的关节肿胀评分、关节疼痛评分、关节功能评分及关节压痛评分均低于对照组患者（$P < 0.05$），其晨僵持续的时间短于对照组患者（$P < 0.05$）。

结论：使用黄芪桂枝五物汤加味治疗类风湿关节炎的效果显著，可有效地改善患者的临床症状。

（2）黄芪桂枝五物汤加减治疗类风湿关节炎

方法：78例患者被随机分成两组，治疗组48例口服黄芪桂枝五物汤加味治疗，对照组30例口服柳氮磺吡啶片，比较两组临床疗效。治疗组口服黄芪桂枝五物汤加味：黄芪30g，芍药15g，当归10g，桂枝10g，川芎10g，羌活10g，苍术10g，制川乌10g，熟地10g，骨碎补15g，威灵仙30g，秦艽20g，补骨脂15g，淫羊藿15g，制附片6g。若上肢关节疼痛为主者加桑枝30g，透骨草15g；以下肢关节疼痛为主者，加桑寄生30g，牛膝30g，续断15g。每日早、中、晚3次饭后服，1个月为一个疗程。对照组口服柳氮磺吡啶片，50mg/次，2次/日，饭后服，同时口服氨甲蝶呤10mg/周，连服1个月。以上两组2个疗程后统计结果。

结果：治疗组临床治愈26例，显效10例，有效9例，无效3例，总有效率为93.75%。对照组临床治愈12例，显效8例，有效5例，无效5例，总有效率为83.33%。

结论：黄芪桂枝五物汤加减治疗类风湿关节炎疗效较好。

（3）黄芪桂枝五物汤合玉屏风治疗类风湿关节炎

方法：将患者80例随机分为2组。对照组：西医常规治疗。口服来氟米特，初始剂量每次25mg，每天2次；以后根据疗效逐渐减量，维持量每次20mg，每天1次，睡前服。口服氨甲蝶呤，顿服，每周10mg。连续治疗3个月。观察组：在对照组治疗的基础上加用黄芪桂枝五物汤合玉屏风散。处方：黄芪、防风各20g，桂枝、生姜各15g，山药、芍药、大枣、熟地黄、莪术、三棱各10g，蜈蚣8g。加减：上肢痛甚者加桑枝、海桐皮；下肢痛甚者加牛膝；肢体麻木、手脚冰凉而寒重者加附子、肉桂；神疲乏力、面色萎黄、贫血者加当归；若见关节红肿，可减桂枝，加金银花、蒲公英。每天1剂，水煎取汁450mL，分早、中、晚3次服用。连续治疗3个月。患者每半月复诊1次，根据临床症状调整用药。

结果：总有效率观察组95.0%，对照组为80.0%，2组比较，差异有统计学意义（$P < 0.05$）。治疗后，2组IL-1、IL-2、IL-6及TNF-α均较治疗前降低（$P < 0.05$），且观察组上述指标下降较对照组更显著（$P < 0.05$）。

结论：在西医常规治疗的基础上，黄芪桂枝五物汤合玉屏风散治疗类风湿关节炎可提高临床疗效，且对外周血致炎因子表达有显著的抑制作用。

（4）加味黄芪桂枝五物汤治疗长期服用糖皮质激素的类风湿关节炎

方法：对长期使用糖皮质激素的类风湿关节炎患者26例给予加味黄芪桂枝五物汤治疗。药用黄芪15g，桂枝12g，白芍15g，生姜6g，大枣12g，生地

20g，川芎 10g，当归 10g，淫羊藿 10g，僵蚕 9g，地龙 9g，甘草 3g。每日 1 剂，水煎服，分早晚 2 次饭后服用。治疗过程：为防止糖皮质激素的停药反应，整个治疗过程分为 3 个阶段，每 1 个阶段为 1 个月。第 1 阶段：在原有糖皮质激素剂量基础上减半并配合加味黄芪桂枝五物汤内服，待患者病情控制后进入第 2 阶段。第 2 阶段：糖皮质激素药量再减半（即原来 1/4），同时亦配合加味黄芪桂枝五物汤内服，待患者病情控制后进入第 3 阶段。第 3 阶段，停用糖皮质激素，仅使用加味黄芪桂枝五物汤内服。

结果：本组 26 例患者均得到随访，根据上述疗效评定标准进行疗效评定，结果显示临床缓解 10 例，显效 11 例，有效 2 例，无效 3 例，有效率 88.46%。

结论：加味黄芪桂枝五物汤具有气血阴阳同补、通络除痹的作用，是治疗长期服用糖皮质激素的类风湿关节炎的有效方剂。

3. 医案精选

（1）精选医案 1

患者，女，56 岁。

临床表现：患者于 4 年前开始出现腕、掌指关节疼痛，遇冷加重，某医院检查示类风湿性因子阳性及抗链球菌溶血素 O 滴度增高，血沉增快。诊断为类风湿关节炎。曾间断服用美洛昔康、来氟米特等药物，症状时有反复，并逐渐加重。近 1 个月余感受风寒后，腕、掌指关节疼痛加重，屈伸活动略受限，晨僵明显，指尖麻木，平素体倦肢怠、乏力恶风。舌淡红、苔薄白腻，脉弦细涩。

中医诊断：气虚血瘀，风湿阻络。

治法：益气养血，祛风除湿，化瘀通络。

处方：黄芪桂枝五物汤加减。

生黄芪 30g，白芍 20g，桂枝、川芎、独活、羌活、防风、大枣各 10g，当归、僵蚕各 12g，全蝎 6g，生姜 3 片。10 剂。

复诊：关节疼痛减轻，晨僵时间缩短，指尖麻木好转。

续服 2 个月后三诊：腕、掌、关节疼痛明显减轻，晨僵好转，手足屈伸活动较前灵活。守方更进，续服 1 个月。

四诊：关节疼痛已除，手指屈伸无晨僵及麻木。

随访 1 年，病情稳定。

按：痹病日久，气虚血瘀，阻滞经络。且正气不足，卫外不固，感受风寒湿邪，痹阻脉络，出现关节疼痛、屈伸不利、晨僵麻木等症状。治拟益气养血、祛风除湿、化瘀通络。方中黄芪益气固表；桂枝、白芍温经和血、调和营卫；独活、羌活、防风祛风除湿散寒；当归、川芎补血活血；全蝎、僵蚕搜风祛邪通络；生姜、大枣温中养血，调和诸药。本病为久病感受新邪，乃虚实夹杂之证，故治以益气温经补血与祛风除湿、化瘀通络并用。

（2）精选医案2

患者，女，59岁。

临床表现：20余年前出现双手指关节疼痛，活动不利，渐至全身大小关节疼痛，有时晨僵，夜晚疼痛加重，2006年开始出现关节变形，屈伸不利，双小指发凉麻木，外院诊断为"类风湿关节炎"，予氨甲蝶呤、雷公藤制剂治疗。刻下：周身大小关节刺痛，有走窜感，活动不利，疼痛时各关节有灼热感，双小指麻木发凉，怕冷，口苦，鼻咽灼热，口淡无味，大便干，尿黄，背臀痛。患者形体偏瘦，双掌指关节肿大变形，拘挛，双足趾关节变形，膝肘关节变形屈伸不利，四肢可见多处血管迂曲并有瘀斑。

中医诊断：尪痹。

治法：益气活血，温经通络。

处方：黄芪桂枝五物汤、桂枝芍药知母汤加减。

生黄芪18g，当归12g，桂枝12g，赤白芍12g，炙麻黄6g，炒白术15g，淡附片（先煎）8g，细辛3g，防风12g，防己15g，全蝎6g，露蜂房10g，炒三仙各12g，忍冬藤30g，川、怀牛膝各15g，佛手9g，甘草8g，生姜2片为引。7剂，水煎服，每日1剂，早晚分服。

泡洗方：浮萍10g，独活12g，防风12g，防己15g，丹参15g，马鞭草30g，苏木20g，芒硝30g，追地风15g，制乳没各8g，桃红各10g，鸡血藤2g。7剂。先熏后洗，注意水温，不宜太热，预防烫伤。

复诊：关节肿痛减轻，晨僵较前缓解，怕冷减轻，食欲渐好。上方加减继服，外洗方继用。

诸症减轻，随诊半年病情无加重。

按语：类风湿关节炎主要病机为先天禀赋不足，肝肾亏虚，营卫俱虚，复因感受风寒湿热之邪，导致气血凝滞不通，痹阻经络，造成全身关节肿痛，尤应重视湿邪为痹。患者病程20年之久，伤气耗血，损及肝肾，所呈现出本虚标实的特征，故治疗时必须扶正，常用补气血、调脾胃、利关节之法。此方适用于肌肤麻木不仁，脉微而涩紧，患者周身关节刺痛，四肢可见多处血管迂曲有瘀斑，乃病程日久，瘀血阻络。故选用黄芪桂枝五物汤以益气和营，以桂枝芍药知母汤温经通痹,加蜂房、全蝎等以增强通络逐瘀之效;兼调脾胃,故用白术等调理脾胃之品。久病入络,同时配合活血通络之外洗方,内外同用,以求速效。

(3)精选医案3

患者,女,68岁。

临床表现:患者近年来左上肢麻木时作,未予治疗。1月前因袒臂入睡,空调开放,晨起麻木加重并出现疼痛不能上举。遂取针刺、拔罐治疗,疼痛稍有缓解,但数日后,疼痛又趋加重。就诊时左上肢上举不及90度,扶之抬举则疼痛难忍。舌苔薄白,脉沉弱。

中医诊断:营卫不和血痹。

治法:温阳通痹。

处方:黄芪桂枝五物汤。

生黄芪30g,桂枝10g,炒白芍10g,生姜10g,大枣10枚,羌活5g,防风10g,炒白术15g,炙甘草10g。水煎服。12剂。

二诊:左上肢麻木已除,但疼痛尚未全解。上方加秦艽10g,继服10剂。

三诊:疼痛缓解过半。遂将上方药物加5倍量,用蜂蜜、鹿角胶制成滋膏剂。每日3次,每次15mL,口服。

四诊:服用半月,疼痛消失。

按语:此案患者系老年气血亏虚,营卫不和,复感冷气,致气血运行不畅形成血痹。其证候主要是局部肌肉麻痹而无疼痛,如为血痹重证,亦有疼痛感。《金匮要略》中黄芪桂枝五物汤为治疗血痹之主方。方取黄芪益气、桂枝温经、芍药养血、姜枣散风祛寒。全方以温煦阳气为主,阳气温和,则血脉自然流畅。本案为血痹之重证,故在原方基础上,加入羌活、防风及秦艽祛风通络止痛,白术、甘草培土使药力达于肢体。后制成滋膏剂服用,冀温阳而不燥,润脉而不腻,使残留风邪徐徐除之。

十二、雷诺氏综合征

1. 疾病概况

雷诺氏综合征是一类因周围血管神经功能失调,肢体末端小动脉痉挛而导致的临床症候群;患者以指趾皮肤颜色顺序改变为主要临床表现,可见苍白、紫绀及潮红等变化。西医药物治疗以对症支持为主,远期疗效不佳。

2. 临床运用

（1）当归四逆汤合黄芪桂枝五物汤治疗雷诺综合征

方法：选取雷诺综合征患者 110 例，采用随机数字表法分为对照组和观察组各 55 例；对照组患者采用硝苯地平治疗，观察组患者则采用当归四逆汤合黄芪桂枝五物汤治疗；比较两组患者临床疗效、症状体征消失时间及复发率等。

结果：对照组和观察组患者临床治疗总有效率分别为 72.73%（40/55），94.55%（52/55）；观察组患者临床疗效显著优于对照组，差异有统计学意义（$P < 0.05$）。对照组和观察组患者症状体征消失时间分别为（13.70±2.44）天,（9.32±1.96）天；观察组患者症状体征消失时间显著少于对照组，差异有统计学意义（$P < 0.05$）。对照组和观察组患者随访复发率分别为 27.27%（15/55），3.64%（2/55）；观察组患者随访复发率显著低于对照组，差异有统计学意义（$P < 0.05$）。

结论：本研究结果提示中药方剂合用治疗雷诺综合征在缓解临床症状体征，改善生活质量方面优势明显；当归四逆汤合黄芪桂枝五物汤治疗雷诺综合征有助于促进病情康复，减少治疗时间；可有效降低雷诺综合征复发概率，对于提高远期疗效作用确切。综上所述，当归四逆汤合黄芪桂枝五物汤治疗雷诺综合征可有效改善症状体征，缩短病程，并降低复发风险，近远期疗效均优于西医药物治疗。

（2）阳和汤合黄芪桂枝五物汤治疗雷诺综合征

方法：将雷诺综合征患者 60 例随机分为对照组 30 例与治疗组 30 例。治疗组予熟地黄 30g，鹿角胶 30g（烊化），生甘草 10g，炮姜 15g，黄芪 30g，赤芍 30g，生姜 10g，大枣 15g。每日 1 剂，文火煎 30min，每剂煎 2 次，合并 2 次煎液约 300mL，分早中晚温服。对照组予口服硝苯地平缓释片，每次 20mg，每日 3 次。两组均以 15 天为 1 个疗程。

结果：治疗组临床痊愈 11 例（36.67%），显效 9 例（30.00%），有效 7 例（23.23%），无效 3 例（9.09%），总有效 27 例（90.00%）；对照组临床痊愈 6 例（20.00%），显效 7 例（23.23%），有效 8 例（27.67%），无效 9 例（32.00%），总有效 21 例（70.00%）。治疗组疗效明显优于对照组（$P < 0.05$）。治疗组甲皱微循环改善明显优于对照组（$P < 0.05$）。

结论：阳和汤合黄芪桂枝五物汤治疗雷诺综合征疗效满意。

3. 精选医案

（1）精选医案 1

患者，男，42 岁。

临床表现：患者自述10年前冬季扫雪受寒后，双手即感寒凉如冰，放入热水中需3h才可缓解。3年前双手开始发凉，无汗，指尖间歇性发紫、麻木，冬季及受冷易加重，夏季稍缓解。手指皮肤粗硬，指腹触觉减退，后逐渐指腹破溃化脓，指甲脱落，破溃处疼痛难忍，两手反复交替发作。曾在其他医院治疗，症状一度有所缓解，但持续不久即又复发，遂转中医治疗。就诊时，患者双手冰冷，手指关节远侧端颜色紫黑，寒凉尤甚，左手食指由于反复破溃难愈，加之患者长期减少此病指活动而出现僵硬、活动不能自如，左手无名指破溃，刺痛，形体消瘦，面色萎黄，畏寒肢冷，舌淡苔薄白有齿痕，脉细涩。

西医诊断：雷诺氏综合征。

中医诊断：脉痹（脾肾阳虚，外受寒邪，血脉痹阻）。

治法：益气温阳，活血通络。

处方：黄芪桂枝五物汤化裁。

黄芪50g，桂枝20g，当归20g，丹参20g，赤芍10g，炒王不留行30g，女贞子10g，白芍20g。7剂，每日1剂，水煎分2服。

二诊：患者手指皮肤颜色好转，破溃处皮肤颜色由黑转红，且已结痂，疼痛有所好转。但双手依然冰冷、指尖麻木，舌淡苔黄腻，脉细数。守方并加以清湿热药治之，前方加夏枯草15g，连翘15g，甘草20g。服7剂。

三诊：诸症有所好转，脱落的指甲处有新的指甲长出，此时中指的指甲根部皮肤开始破溃，并有化脓之象。调整首诊方加用连翘10g，皂角刺30g，甘草20g。再服7剂。

四诊：手指根处皮肤开始结痂，手指皮肤转为红色，麻木减轻，手凉的症状有所缓解，手掌开始有汗，舌淡苔白，脉弦细。患者有肝郁之象，此时已进入秋季，天气转凉，故加强益气温阳、行气活血之力。药用：黄芪80g，桂枝20g，当归20g，丹参20g，赤芍10g，炒王不留行30g，女贞子10g，白芍20g，生地10g，柴胡10g，桃仁20g，乳香10g，皂角刺30g，甘草20g。服7剂。

五诊：患者上述诸症状均减轻，在四诊方基础上加制附片5g。

前后调治2月余，患者手指麻木、寒凉、破溃、疼痛、僵硬等症状均逐渐改善。

按：本病属于中医学"脉痹"范畴。《灵枢·痈疽》曰："寒邪客于经络之中则血泣，血泣则不通，不通则卫气归之，不得复反"。该患者素体阳虚，受到阴寒之邪侵袭，则脉络不畅，肢端失荣，阳气不能达于四末。选用黄芪桂枝五物汤化裁治之，意在益气活血，温经通络。方中黄芪、桂枝益气温阳，温通经络，白芍养血和营，通血痹，与桂枝合用以调营卫，使得卫气畅通，气行则血行；女贞子滋养肝肾；佐以当归、丹参、赤芍、炒王不留行等活血药，以达活血通络之功。《灵枢·痈疽》又曰："寒气化为热，热盛则腐肉，肉腐则为脓"。二、三诊时观其局部症状、舌象变化已显现寒湿郁而化热、化脓迹象，遂加夏枯草、连翘、皂角刺等清利湿热、溃脓散结之药。连翘乃疮家圣药，清热散结之功专，皂角刺重在溃脓消肿。《素问·厥论》指出："气因于中，阳气衰，不能渗营其经络，阳气日损，阴气独在，故手足为之寒也"。因此，在天气转冷之时加用附子，可增强补益脾肾之阳气，益气温阳，行气活血，温补脾肾，则气血行，经络亦通，诸症自愈。此外，笔者认为该症的治疗尚应注意以下几点：①黄芪的用量，一般要用到50g以上，其益气温阳的作用方比较明显，用量过小，疗效可能欠佳；②此证日久亦出现化热、化脓之象，应审时度势，加入清热解毒之品；③指端末梢出现的寒凉麻木为阳气不能通达四末而致，辅以行气之药，则可获事半功倍之效。

（2）精选医案2

患者，女，21岁。

临床表现：自诉每逢冬季双手即易出现对称性苍白、青紫、潮红，伴冷、麻、刺痛，持续数分钟至10余分钟后自行缓解，反复发作已有5年余。曾经某医院诊断为雷诺氏综合征，经多方医治效差，近年来发作频繁，持续时间延长，夜间更甚。查体：神疲面白，舌淡紫，苔白薄，脉沉细涩；四肢指（趾）端苍白、青紫，双手局部皮肤呈斑片状，皮温低，轻微肿胀，激发试验阳性。

中医诊断：素禀不足，寒袭四末，脉络凝滞，阳气闭阻。

治法：温阳益气，和营通络。

处方：黄芪桂枝五物汤加味。

蜜炙黄芪80g，桂枝18g，赤芍、干姜、大枣、白芍、红参、细辛各10g，紫河车、熟附片各30g，鸡血藤膏15g（洋化），鹿茸1g（研末冲服）。外用艾叶50g，蜀椒5g，灶心土200克煎水熏洗患肢。

复诊：如上法治疗诸症消失。

按：黄芪桂枝五物汤温阳益气，和营通络，加鹿茸、附片、红参、紫河车壮阳补元以足先天，佐鸡血藤膏、白芍养血畅血并阴中求阳，诸药合用，既中病机，又有离照当空，阴霾自散之意，故收效显著。

（3）精选医案3

患者，女，56岁。

临床表现：患者自述一年前无明显诱因出现左手中、食两指发凉，遇寒皮色变苍白，继而变紫暗，疼痛，得暖后缓解，冬季发作频繁，天气转暖后症状自然缓解。由于不影响日常家务活动，故一直未接受正规治疗，只是在疼痛剧烈时口服消炎止痛片以止痛。今年入冬以来自觉病情较前加重，左手中、食指疼痛难忍，入夜尤甚，患指变白变紫时间延长，次数频繁，需终日戴棉手套，但症状亦不能完全缓解，口服止痛片亦无效，且患者指尖部出现溃疡，伴头晕乏力，纳差，严重影响家务劳动。查：患者面色萎黄，表情痛苦，左手中、食指明显紫暗肿胀，指腹顶端有约直径 0.3cm 溃疡面。抚摸患指冰凉而其他手指皮肤温暖，有明显触痛，舌暗红苔白腻，脉沉细。血压 157/97mmHg，其他未见明显异常。既往有高血压病史 2 年。经化验血沉，抗链"O"及类风湿因子均正常。

西医诊断：雷诺氏综合征。

中医诊断：气血亏虚，寒凝血瘀。

治法：益气养血，温阳散寒，活血通络。

处方：黄芪桂枝五物汤加味。

黄芪 30g，桂枝 10g，当归 10g，赤白芍 10g，生姜 6g，大枣 4 枚，乳香 10g，没药 10g，通草 10g，钩藤 30g（后下）。日一剂，水煎服，早晚温服，并嘱其配合西药脉通胶囊，每次 2 粒，每日 3 次口服。

二诊：服上方 5 剂后，患者自觉头晕乏力减轻，患指疼痛消失，且有热感，遇寒变白、变紫现象减少，时间缩短，局部稍加保温后即恢复正常，已不需终日佩戴手套，溃疡面已结痂，血压 135/90mmHg，舌暗红苔白，脉沉细。守上方去乳香、没药各 10g，加鸡血藤 30g，片姜黄 10g，黄芪 10g。每日 1 剂，水煎服，7 剂。继用脉通。

三诊：患者自述服药后病情明显好转，只是在天气寒冷弄凉水时左手中、食指出现变白变紫现象，但得暖后很快缓解，未再发生疼痛，舌淡红略暗苔薄白，脉沉缓。守上方去钩藤 3g，加入水蛭 6g，红花 10g。每日 1 剂。

随访一年，未再复发。

按：从本例患者的临床表现看其为营卫气血不足，寒邪外袭，阳虚不达四末的虚实夹杂证。而黄芪桂枝五物汤虽主要为血痹肌肤不仁而设，但从其方义来看，其中黄芪补气，桂枝、芍药通阳行痹，生姜、大枣调和营卫，辛温通阳，共成益气温阳祛邪行痹之功效。故凡是由气血阴阳不足，外邪侵袭所致之症，皆可由本方加减治疗，而不必拘泥于阴阳俱微，肌肤不仁之血痹证。因此，综观本例之病因病机，用黄芪桂枝五物汤益气温阳行痹，并重用黄芪达 40g，因气为血帅，气能行血生血，且现代研究认为黄芪有扩张血管，改善微循环及降血压之效，桂枝温阳通络且善上行肢臂，加入当归配伍芍药补血活血，药用钩藤可平肝潜阳降血压，并配合通草以加强桂枝舒筋活络通血脉之功，乳香、没药活血化瘀而善止疼痛，但久服其伤胃，故一诊疼痛消失后即易活血通络的鸡血藤、片姜黄，且片姜黄善入手臂而止痹痛。水蛭、红花破血祛瘀而善通经络，并且与黄芪、当归补气血药同用，性虽猛峻而不伤正，另外，据现代研究报道，水蛭含有水蛭素，能延缓和阻碍血液凝固，从而有抗凝血的作用。总之，诸药配伍共使气血充，阴寒散，阳气振，经脉通而手足温，且中西药联合应用，亦收到事半功倍的效果，从而使临床症状很快消失。

（4）精选医案 4

患者，女，26 岁。

临床表现：两年前，在经期用凉水洗菜后，发现双手指端苍白，继则紫暗，且伴有麻木刺痛，以后常间歇发作，每在经期加重。经服用止痛药不见好转，后经医院诊为肢端动脉痉挛病。服用消炎痛等药物未见疗效。来诊时，症状同前，舌质淡、苔白，脉弦而沉。

中医诊断：阳气不足，阴寒之邪痹阻经脉。

治法：补气和营，温阳散寒，通络止痛。

处方：黄芪 80g，桂枝、赤芍、地龙各 15g，红花、桃仁、熟附子各 10g，鸡血藤 30g，细辛 5g，生姜 15g，大枣 10 枚。

每日 1 剂，水煎，分 2 次服，连服 15 剂。

二诊：服上药后，症状已减轻大半，刺痛感消失，仅时有苍白及轻微麻木感。效不更方，嘱遵上方继服 15 剂。

三诊：药后，症状全部消失，嘱续服上方 10 剂以善其后。8 个月后，患者来院告知未见复发。

按：本病是因血管神经功能紊乱所引起的肢端小动脉阵发性、痉挛性疾病。多见于 20～30 岁的女性。寒冷刺激、情绪激动、精神紧张为其诱因。寒冷季节发作频繁而严重。其内因为脾肾阳虚，外因为寒邪侵袭。基本病机为阳虚寒凝，血脉痹阻。故用黄芪桂枝五物汤加味治疗，以补气和营，温阳散寒，活血化瘀，通络止痛。阳气复，寒邪散，经脉气血通畅，四末得以温养，诸症亦随之消失。

十三、不宁腿综合征

1. 疾病概况

不宁腿综合征发病机制目前尚不十分清楚，根据有无原发病分为原发和继发两大类，原发可能与遗传及中枢机制有关，继发的原因多种多样。本病的治疗西医多采用补充铁剂，服用多巴胺及多巴胺受体激动剂和镇静抗焦虑抗痫等治法，虽取得一定效果，但不良反应多，患者多不能耐受。中医认为，糖尿病合并本病的基本病机在于糖尿病早期没有得到及时恰当的治疗，病程迁延，损阴耗气，致肺脾肾三脏气虚，不能推动血液在脉中畅行，加之阴虚燥热煎熬津液，使血液黏滞运行不畅，血流缓慢逐渐成瘀，同时脏腑机能失调，津液代谢障碍，气血运行受阻，瘀血内生，全身肢体脉络瘀阻，皮肤筋脉得不到较好的濡养，则产生痛、麻、热等异常感觉，而夜间或静止时，血瘀愈甚，活动有助于血行，故夜间或静止时症状出现或加重，活动后减轻。

2. 临床运用

（1）黄芪桂枝五物汤加减治疗糖尿病不宁腿综合征

方法：将26例确诊病例采用黄芪桂枝五物汤加减。基本方：黄芪60g，桂枝10g，白芍20g，葛根20g，全当归15g，川芎15g，鸡血藤30g，甘草6g。加减：肝肾亏虚加熟地黄20g，山茱萸15g，枸杞子10g；瘀血征象重加全蝎9g，地龙9g，丹参20g；寒湿痹阻加羌活10g，独活10g，细辛3g；肢体拘挛加木瓜10g，伸筋草30g；湿热下注加炒黄柏10g，薏苡仁20g；烦躁失眠加黄连6g，生地黄10g，夜交藤30g。用法：每日1剂，水煎两次，取汁300mL，混匀后分两次于早晚饭后温服，连服14日为1疗程。继服原降糖西药，停止服用其他中西药，治疗过程中行糖尿病饮食。

结果：痊愈15例，有效8例，无效3例，有效率为88.4%。

结论：黄芪桂枝五物汤加减治疗糖尿病不宁腿综合征疗效确切。

（2）黄芪桂枝五物汤加味治疗不宁腿综合征

方法：将46例病例均用《金匮要略》中黄芪桂枝五物汤加味进行治疗。处方：黄芪30g，白芍60g，川牛膝20g，桂枝、地龙各10g，生姜6片，大枣5枚。每日1剂，水煎服，7天为1疗程。

结果：痊愈（症状完全消失）36例，好转（主要症状消失，仍有少部分症状存在）7例，无效（症状无明显变化）3例。

结论：黄芪桂枝五物汤治疗不宁腿综合征疗效令人满意。

3. 医案精选

患者，男，36岁。

临床表现：患者 2 年来双小腿深部异常不适，似虫行，痛苦难忍，有时难以形容其状，常受情绪、感冒等影响，活动后稍减，伴乏力、心烦，睡眠不佳，饮食尚可，二便调和，舌淡红、两边略紫暗、苔薄白，脉沉细。

西医诊断：不宁腿综合征。

中医诊断：阳气不足，气滞血瘀，营卫失和，脉络失运。

治法：益气通阳，活血通络。

处方：黄芪桂枝五物汤加味。黄芪 45g，白芍 60g，桂枝 12g，地龙 10g，川牛膝 20g，生姜 6 片，大枣 5 枚。

3 剂，每日 1 剂，水煎 2 次，温服。

复诊：症状明显减轻，继服 3 剂。

症状完全消失，随访至今未复发。

按：中医学认为，本病是由于阳气不足，感受外邪，血行不畅，阳气郁阻而引起，属血痹范畴，故用黄芪益气升阳、益卫固表；白芍养血舒筋；桂枝、生姜温通血脉；牛膝补肝肾，强筋骨，通瘀舒经，引血下行；地龙通络除痹；大枣健脾益气养血。诸药合用，温通血脉，益气温阳，活血通痹，舒筋缓急，药症相符，疗效显著。

第三节　妇产科

一、产后身痛

1. 疾病概况

妇人产后，由于气、血、阴、阳俱伤，腠理疏松，"百节空虚"，生活稍有不慎或调摄失当均可致气血不调，营卫失和，脏腑功能失常，冲任损伤而变产后诸症。产后身痛的发生与产褥期正值冬春严寒季节和生理密切相关，预后与患者体质差异、病情轻重、治疗调摄是否得当有关，若能及时治疗，大多可治愈。如失治、误治，日久不愈，正气愈虚，经脉气血瘀阻愈甚，转虚实夹杂之证，可致关节肿胀不消，屈伸不利，僵硬变形，甚则肌肉萎缩，筋脉拘紧，可致痿痹残疾。

2. 临床运用

（1）黄芪桂枝五物汤加味治疗产后身痛

方法： 黄芪桂枝五物汤基本方为黄芪30g，桂枝、炒白芍、大枣各15g，炙甘草6g，生姜3片。四肢麻木者可加桑枝、鸡血藤、穿山龙各30g；腰膝酸软者加杜仲、续断、怀牛膝各15g；全身骨节酸痛者酌加独活、徐长卿、木瓜各10g；面色萎黄者宜加当归、郁金各10g。上方每日1剂，水煎，分早晚2次服用，连用5天为1个疗程。

结果： 用药后四肢麻木感完全消失，全身疼痛显著减轻，行走自如25例（83.3%）；四肢麻木感和全身疼痛较前明显减轻，在旁人搀扶下基本能行走3例（10.0%）；四肢麻木和全身疼痛感减轻不明显，不能下床行走2例（6.7%）。

结论： 黄芪桂枝五物汤加味治疗产后身痛，取得满意疗效。

（2）黄芪桂枝五物汤合独活寄生汤进行加减治疗气血亏虚兼风寒湿证的产后身痛

方法： 90例患者随机分为治疗组45例和对照组45例。治疗组对黄芪桂枝五物汤和独活寄生汤进行加减，组方为黄芪30g，桂枝10g，独活10g，细辛3g，秦艽10g，防风10g，当归15g，桑寄生30g，川芎10g，杜仲15g，熟地黄10g，白芍20g，伸筋草30g，牛膝15g，生姜6g，大枣15g。水煎400mL，早晚分服。对照组口服玄七通痹胶囊，4粒/次，3次/日。10天为一个疗程，共治疗3个疗程，治疗结束后进行统计疗效。嘱咐患者若产后出现正常月经生理，其间则停止用药；服药期间保持心情舒畅，加强营养，避风寒潮湿，注意保暖，适当活动，多休息，清淡饮食，忌辛辣刺激的食物，禁止烟酒。

结果： 临床疗效比较，治疗组产后身痛患者的总有效率优于对照组（$P<0.05$）；治疗组与对照组的等级指标比较，差异有统计学意义（$P<0.05$）。治疗期间两组患者并未发现明显的不良反应。

结论： 黄芪桂枝五物汤合独活寄生汤加减治疗气血亏虚兼风寒湿证的产后身痛患者获得了令人满意的疗效，值得加强临床和基础实验进一步深入研究。

（3）加味黄芪桂枝五物汤治疗产后身痛

方法： 将106例产后身痛的患者使用加味黄芪桂枝五物汤进行治疗，基本方组成为生黄芪30g，桂枝9g，炒白芍12g，赤芍12g，当归10g，党参15g，陈皮6g，羌活6g，麸炒白术10g，鹿角霜10g，熟地15g，桑寄生10g，枸杞子10g，鸡血藤30g，菟丝子15g，淫羊藿15g，续断10g，荆芥6g，防风6g，生姜10g，炙甘草6g，大枣5枚。上肢疼痛，加桑枝10g，片姜黄10g；腰脊痛加金毛狗脊10g；下肢疼痛，加牛膝10g。每日1剂，水煎400mL，2次分服，14天为1个疗程，2~3个疗程判定结果。

结果： 治愈 72 例，占 67.92%；好转 25 例，占 23.58%；无效 9 例，占 8.49%。

结论： 加味黄芪桂枝五物汤对治疗产后身痛有很好的疗效。

（4）针刺拔罐合用中药治疗产后身痛

方法： 96 例患者随机分为治疗组 66 例，采用针刺拔罐并结合黄芪桂枝五物汤加减疗法。对照组 30 例，仅用药物治疗。治疗组以针刺拔罐为主。穴位多选择肩髃、曲池、合谷、阴陵泉、足三里、三阴交、关元、肝俞、脾俞、肾俞及阿是穴。穴位常规消毒，每次选取 5～6 个穴位，用 0.35mm×5.0mm 毫针针刺，以虚证为主者行补法，余用平补平泻法。在直刺针处得气后，可直接用闪火法将罐扣吸其处。斜刺针处施用手法得气后拔针，然后用闪火法拔罐，留罐 20min，隔日 1 次，每次 1 罐，10 天后评价疗效。中药以黄芪桂枝五物汤为主方，随症加减。黄芪 18g，桂枝 9g，白芍、伸筋草各 15g，当归、独活、羌活各 10g。水煎服，每日 1 剂。10 天为 1 个疗程。对照组只服用上述药物。

结果： 治疗组总有效率 98.5%，对照组为 81.5%，$P < 0.05$。

结论： 针刺可疏通经络气血，激发经气。闪火法拔罐对局部皮肤有温热刺激作用，可温经散寒。黄芪桂枝五物汤使气旺以促血行，温经通阳、散寒驱邪。

（5）黄芪桂枝五物汤加减治疗产后身痛

方法： 将 61 例患者施以补气血、活血通络止痛法，方以黄芪桂枝五物汤加减。黄芪 30g，桂枝 12g，白芍 12g，当归 12g，鸡血藤 30g，制川乌 6g，羌活 12g，独活 12g，制香附 12g，陈皮 12g，忍冬藤 30g，通草 6g，细辛 3g，制乳香 6g，制没药 6g，制延胡索 18g，加入适量生姜及大枣。水煎服，日 1 剂（服药 6 天停药 1 天），早晚分服，24 剂为 1 个疗程，连续服用 3 个疗程。

结果： 经 3 个疗程的治疗，痊愈 39 例，占 63.9%；显效 12 例，占 19.7%；有效 6 例，占 9.8%；无效 4 例，占 6.6%；总有效率 93.4%。

结论： 黄芪桂枝五物汤加减治疗产后身痛具有很好的疗效。

3. 医案精选

（1）精选医案 1

患者，女，25 岁。

临床表现：1 个月前，患者足月顺产一男婴。10 余天后，即感四肢关节疼痛麻木，屈伸不利，行走困难；伴有头晕、心悸、怕冷。经服用解热镇痛药罔效。舌质淡，苔白，脉沉细无力。

中医诊断：产后气血不足，经脉空虚，风寒之邪乘虚而入，痹阻经络。

治法：补益气血，散邪通络，止痛。

处方：黄芪 50g，桂枝、秦艽、当归各 20g，鸡血藤 30g，木通 10g，细辛 5g，白芍、防风、羌活、阿胶各 15g，生姜、大枣为引。

3 剂，每日 1 剂，水煎，分 2 次服。

二诊：患者服上药后疼痛已减大半，效不更方，续服 3 剂。后其母告知，自服上药 6 剂后，患者诸症消失，且乳汁大增（服药前，婴儿半喂半乳），现已足够哺乳。

按：妇女产褥期间出现肢体酸痛、麻木、重着者，称为"产后身痛"。其病机主要是产后血虚，经脉失养。这里需要注意的是，产后身痛虽属痹病范畴，但其病机及治疗与一般痹病有别：痹病虽有正气不足，但较之甚微，而产后则气血大伤，故治之必以益气养血为要，兼以温阳散寒通络。主治血痹之黄芪桂枝五物汤加味治疗以血虚为主要证候的产后身痛，甚为适合。

（2）精选医案 2

患者，女，28 岁。

临床表现：诉产后全身关节疼痛 1 年。患者自述 1 年前行剖宫产，术后病房空调温度过低，疏于护理，随即出现全身关节沉重、疼痛、麻木，尤以双侧肩关节为甚，伴自汗，因顾虑哺乳未服药物，后关节疼痛逐渐加重，肩、肘关节疼痛剧烈，活动受限，仅能从事一般活动，3 个月来不能工作，请假回家休养，近日经中西医及针灸治疗，效果不明显。查体：面色萎黄，神情忧郁，手指关节疼痛而无变形，肘关节疼痛亦甚，腰膝酸困，睡眠欠佳，二便自调，月经量少，舌质暗淡，舌苔薄白，边有齿痕，脉沉细。

辅助检查：血沉 15mm/h，抗"O"及类风湿因子均阴性。

中医诊断：产后身痛。

治法：温养气血，调和营卫，祛风散寒。

处方：生黄芪 30g，桂枝 9g，赤芍 12g，白芍 12g，炒白术 15g，熟地 15g，当归 15g，鸡血藤 30g，党参 15g，陈皮 6g，羌活 6g，荆芥 6g（后下），防风 8g，片姜黄 10g，桑寄生 15g，菟丝子 10g，鹿角霜 10g，生姜 10g，炙甘草 6g，大枣 5 枚。

7 剂，每日 1 剂，水煎 500mL 分 2 次餐后服用，嘱勿过劳、忌寒凉，并告知患者此病易治，嘱心情放松。

二诊：患者服药 7 剂后自汗即止，继服 20 剂。

三诊：全身疼痛消失，经来量多，已正常上班，继以原方加减，继服 7 剂以巩固疗效。

按语：产后身痛主要病机是产后百脉空虚，气血不足，加之产褥期出汗过多，亡失津液，疏于护理。或禀赋不足，或食用寒凉，或误触凉水，或过用空调，或误触寒风，风寒湿邪乘虚而入，使气血凝滞，"不通则痛"或者经络关节失养，"不荣则痛"。本病的病因病机有以下三点。①产后多虚：产后多血虚，气随血脱，往往导致气血两虚，脏腑功能低下，经脉无以濡养，不荣则痛，是本病的主要病机。②产后多瘀：产后"亡血，复汗，寒多"，气血虚弱则推动无力，血寒则凝泣不行，滞留关节，导致"不通则痛"。③产后易感外邪：产后气血两虚，加之多汗，亡失津液，复损卫阳，稍有不慎，则风寒湿等外邪乘虚而入。因此认为，产后身痛以"血虚血瘀"为本，"风寒湿邪"为标，治疗当以温养气血为主，使气血充足，经脉得养，少佐风药，以祛除外在风寒湿邪，则自汗解，身痛得止。选用黄芪桂枝五物汤为基础方，有调和营卫，益气温阳，温经通痹之功。现代研究表明黄芪桂枝五物汤有较好的抗炎、镇痛作用。全方重用黄芪为君，并加党参、白术补气，取"补无形之气，以生有形之血"之意；当归、白芍补血、活血，赤芍、鸡血藤活血舒筋，养血调经；桑寄生、菟丝子、熟地黄填精益髓，强壮筋骨；桂枝、羌活、荆芥、防风祛风湿而止痛；陈皮健脾理气；鹿角霜温补督脉，添精益血。全方以温养气血为主，少佐驱邪之药，补而不滞，温而不燥，故验之于临床，功效非凡。

（3）精选医案3

患者，女，36岁。

临床表现：产后周身疼痛怕冷2个月余。患者于2个月前正常顺产后，即开始周身疼痛怕冷，上肢及肩背部疼痛明显，遇冷后症状加重。自觉恶风怕冷，局部无红肿，纳食尚可，二便调。舌淡苔薄，脉缓。实验室检查血沉、抗"O"均正常。

中医诊断：产后身痛（血虚受寒，痹阻脉络）。

治法：养血散寒，宣痹通络止痛。

处方：黄芪桂枝五物汤加减。

黄芪18g，桂枝12g，鸡血藤、伸筋草、白芍各15g，防风、当归、独活、羌活各10g。

并以针刺拔罐治疗。

复诊：经治疗病情逐渐好转，1疗程后病情基本痊愈。

随访无复发。

按：本病病机主要是产后营血亏虚，经脉失养，"不荣则痛"；或风寒湿邪乘虚侵袭，痹阻经络，气滞血瘀，筋骨肌肉失于气血的温煦和濡养"不通则痛"。针刺可直达病所，疏通经络气血，激发经气，使局部血液循环加快，改善其周围组织营养。闪火法拔罐对局部皮肤有温热刺激作用，可温经散寒，同时，吸出瘀血，既可降低局部张力，促进血液循环，又可随血排出一部分致痛物质，给邪以出路，起到活血止痛的目的。黄芪桂枝五物汤中，重用黄芪大补元气，使气旺以促血行，现代药理研究证明其有扩张冠状动脉，改善血液循环的作用，"治血先治气，气行则血行"。桂枝温经通阳、散寒驱邪，伍白芍调和营卫，鼓舞卫气，使气血通畅。当归、鸡血藤活血养血；防风、独活、羌活祛风散寒止痛。

（4）精选医案4

患者，女，33岁。

临床表现：5年前足月顺产一男婴，因月子里保暖措施采取不当，一个月后，自觉上半身肢体、关节冷痛，呈游走性，受风或出汗后加重。就诊见患者身穿羽绒服，头戴棉帽，汗出涔涔，面白无华，语声低怯，舌淡，苔薄黄，脉细数。

中医诊断：产后身痛（气虚不固，营卫不和）。

治法：养血益气，温经通络，散寒除湿。

处方：黄芪桂枝五物汤加减。

生黄芪35g，桂枝9g，赤芍12g，白芍12g，当归15g，薏苡仁30g，土茯苓30g，半夏10g，陈皮9g，炒白术15g，木瓜9g，淫羊藿15g，巴戟天15g，制乳香8g，制没药8g，羌活6g，鹿角霜15g，炙甘草6g，生姜3片，大枣2枚。

8剂，每日1剂，水煎服。

二诊：患者已脱去羽绒服、棉帽，自觉肢体、关节冷痛明显减轻，恶风亦缓解，唯出汗尚多，遂减去上方的乳香、没药、薏苡仁、土茯苓、半夏、陈皮，加防风6g，党参20g，煅龙骨20g，煅牡蛎30g，浮小麦30g，麻黄根6g，五味子9g。

三诊：连服6剂后上述症状基本消失，又服6剂以巩固疗效。

按：此患者病程较长，久病更耗气血，正气不足，无力驱邪外出，使风寒湿邪稽留日久，故以气血亏虚为本，风寒湿淤阻经络为标。方用黄芪益气固表；桂枝、白芍温经通络，调和营卫；当归养血通络；羌活、淫羊藿、巴戟天、鹿角霜温肾壮阳，强筋骨，祛风湿；木瓜、薏苡仁、半夏、土茯苓健脾除湿，通利关节；佐以陈皮、炒白术健脾和胃，增强体质；乳香、没药、赤芍活血止痛；生姜、大枣、甘草和营卫，调和诸药。全方共奏养血益气，温经通络，散寒除湿之功效。

（5）精选医案5

患者，女，41岁。

临床表现：行人工流产术，术后未能休息，过于劳累，于术后第 5 天自觉双手关节窜痛、麻木、冰凉，腰痛，晨起轻微浮肿，连续 10 天皆如此，且浮肿逐渐加重。

中医诊断：产后身痛。

治法：益气养血，祛风散寒除湿。

处方：生黄芪 30g，桂枝 9g，当归 15g，赤芍 12g，白芍 12g，川牛膝 15g，狗脊 15g，桑寄生 15g，制乳香 8g，制没药 8g，香附 9g，乌药 9g，小茴香 10g，生姜 3 片，炙甘草 6g。6 剂，每日 1 剂，水煎服。

同时开下方嘱患者熏洗双手：生黄芪 35g，桂枝 10g，当归 15g，木瓜 9g，花椒 6g。3 剂。

复诊：患者服上方有效，又服 7 剂，且坚持每日熏洗双手。

1 个月后痊愈。

按语：该患者系人工流产，因小产重于大产，且未得到充分休息，故气血耗伤重于风寒湿邪的侵袭，也是以血虚为本，风寒湿邪阻络为标。在温经散寒方面运用乌药、小茴香；因患者腰痛，且浮肿，故选用川牛膝、狗脊、桑寄生以补肝肾，强腰膝。虚、瘀是产后身痛的基本病理因素，以血虚为本，风寒湿邪淤结为标。治疗时要时刻牢记产褥期这一特殊时期的生理特点，既要益气养血以治本，又要兼顾祛除风寒湿邪，同时本着"勿拘于产后，亦勿忘于产后"的原则，临证时须细心体察，结合病情进行随证加减。

（6）精选医案 6

患者，女，34 岁。

临床表现：患者近年来，曾连续 2 次行人工流产术。因受孕 3 个月再次行人工流产，术后仅在家休产假 20 天即上班。平日均骑电动车上下班，路途较远，途中常冒风着凉。初病时自觉胸背部如火烧燎，继觉全身恶寒怕风，以四肢最为怕冷，身沉重，肌肉、关节疼痛，手足麻木，乏力易倦，诸症日渐加重，以致难以坚持上班。今日来诊，观其面色黄白无华，口唇淡紫，平素欲厚衣被，但又易心慌心悸，汗出。舌淡紫，苔薄白。脉沉细弱。

中医诊断：产后痹。

治法：益气温阳，养血和营，祛风通络止痛。

处方：黄芪桂枝五物汤加减。

黄芪 40g，白术 15g，防风 15g，当归 12g，炒白芍 20g，桂枝 10g，鸡血藤 20g，炒薏苡仁 20g，山茱萸 15g，枣仁、柏子仁各 15g，海风藤 30g，青风藤

20g，姜黄 12g，干姜 8g，大枣 12g，炙甘草 10g。

8 剂，每日 1 剂，水煎服分 3 次口服。

二诊：患者服上方后，周身骨节酸痛，心悸心慌均减轻，自汗出，乏力易倦少作，但仍觉畏风怕冷。舌质淡红，苔薄白，脉沉细小弦。再当益气和营，温阳通络止痛。处方：黄芪 60g，桂枝 20g，当归 10g，炒白芍 15g，防风 30g，制附子 8g，麻黄根 10g，茯苓 30g，苍术、白术各 15g，淫羊藿 15g，巴戟天 10g，山茱萸 15g，青风藤 20g，大枣 15g，干姜 10g，炙甘草 10g。12 剂，每日 1 剂，水煎服分 3 次口服。

三诊：患者汗出显少，乏力易倦减轻，周身骨节疼痛已去，肩背尚有拘紧感。舌质淡紫，苔薄白，脉细小弦。仍以前方加减。处方：黄芪 80g，桂枝 12g，当归 12g，炒白术、炒白芍各 15g，炒薏苡仁 30g，细辛 3g，海风藤 20g，青风藤 20g，木瓜 15g，鸡血藤 20g，羌活 15g，葛根 15g，大枣 15g，干姜 8g，炙甘草 10g。12 剂，每日 1 剂，水煎，分 3 次口服。

四诊：刻下已经复工，每天只上半班。但仍觉乏力易倦，进食、饮茶后易汗出，稍作心悸心慌，观其面色萎黄。舌淡红，苔薄白，脉细数。再当补气养血益心脾。处方：黄芪 50g，党参 25g，五爪龙 30g，当归 12g，炒白术、炒白芍各 15g，桂枝 10g，防风 10g，鸡血藤 30g，玉竹 15g，石斛 15g，酸枣仁、柏子仁各 15g，山茱萸 15g，龙骨、牡蛎（先煎）各 20g，炙甘草 10g。15 剂，每日 1 剂，水煎，分 3 次口服。

五诊：患者其后因工厂生产任务重，不便多请假，且上方服之有效，即自行又服中药 32 剂。今日来诊称：目前仅以腰、臀、膝部略作疼痛，腰背略有冷感，手足稍作麻木，余无不适。观其舌质淡红，苔薄白，脉细弦。今当补气血，温肾阳，祛风通络止痛。处方：黄芪 30g，桂枝 12g，当归 10g，熟地黄 15g，白术、白芍各 15g，五爪龙 30g，穿山龙 15g，油松节 20g，细辛 4g，防风 10g，木瓜 20g，杜仲 15g，续断 15g，川牛膝、怀牛膝各 20g，石斛 15g。10 剂，每日 1 剂，水煎服分 3 次口服。

六诊：患者服完上方 10 剂后，自行又服 20 剂，服药后诸症已除，现已恢复全日制工作。再拟五诊方 10 剂，巩固疗效。嘱其服完上方如无不适可停药，以食养调治，并嘱夏季少食冷饮，不在冷空调室内久留。

按：本例因多次流产，本已损伤气血及胞系、肾气，复因未及修复，就提早上班，途中反复感受风寒之邪入侵肌肤、筋骨而作痹痛。治疗总以补气血，调营卫，温肾阳，祛筋骨间风寒邪气为重，然其又以温补为要。方药中以黄芪桂枝五物汤为基础，选加玉屏风散、当归补血汤、桂枝汤等方加减化裁。黄芪、白术、茯苓、五爪龙、大枣、炙甘草、当归、白芍、熟地黄、鸡血藤等补其气血；防风、黄芪、桂枝、白芍和营卫；青风藤、木瓜、羌活、海风藤、穿山龙、炒薏苡仁、苍术、葛根、石斛、姜黄祛风除湿，缓急止痛以蠲痹；制附子、细辛、制川乌、制草乌、淫羊藿、巴戟天温补肾阳，且辛通走窜祛风寒；杜仲、续断、牛膝补肾壮腰膝；酸枣仁、柏子仁、山茱萸、龙骨、牡蛎安养心气与镇敛并举，以治心悸心慌；配麻黄根可止自汗出。所用诸药中黄芪既补气又能"主大风"。穿山龙、五爪龙能补脾肾，益气温阳，而为祛风治痹之要药。木瓜为入肝益肾、强筋壮骨之品，能治腰膝关节痠重疼痛，故均在方中作为要药用之。总之，本例所用方药不离补气血、和营卫、益肾温阳、祛风散寒、通络止痛之大法。

二、产后尿潴留

1. 疾病概况

产后尿潴留是指产后膀胱内充满尿液但不能自行排出的症状，是产后的常见并发症之一。本病是产后子宫复旧不全及产后出血的危险因素，影响产妇的产后康复，也是引起产后泌尿系统感染的重要因素之一。中医在该病的治疗方面具有确切的疗效，可以提高产后康复的质量，降低产后尿潴留的发生率，减少并发症的发生。

2. 临床运用

应用黄芪桂枝五物汤加味治疗妇人产后尿潴留 60 例

方法：黄芪 60g，桂枝 9g，白芍 15g，炙甘草 9g，生姜 6g，大枣 5 枚，路路通 15g，通草 6g。上药加水 1500mL，煎缩为 500mL，每剂水煎两遍计 1000mL，分早中晚 3 次服。个别产妇膀胱充盈时间长久点滴不下，可暂行导尿术。剖宫产气虚病人行导尿术后可暂保留导尿管两天。如轻按腹部结合热敷少许排尿者可直接服药。

结果：60 例患者服药 3 天排尿正常者 32 例，服药 3 剂能排尿但仍觉排出无力不甚畅快，6 剂后排尿自如 27 例。一例插导尿管两日拔出后复出现潴留，再留置五日后续服上方加萹蓄 15g，金钱草 30g，服 6 剂后排尿正常，总有效率 98%。

结论：黄芪桂枝五物汤加味治疗产后尿潴留取得满意疗效。

3. 医案精选

患者，女，32岁。

临床表现：主诉二胎足月行剖宫产，术中行导尿管留置，术后取出，自觉排尿困难，有尿意而排不出，伴全身无力，大汗淋漓，动则心悸，大便燥结脉浮大略数。舌体淡胖苔白厚。

中医诊断：产后气血两虚，膀胱气化无力，三焦升降失司。

治法：益气升阳，通利三焦。

处方：黄芪60g，白芍15g，桂枝9g，炙甘草9g，生姜6g，大枣五枚，路路通15g，通草6g，何首乌15g，当归20g。

复诊：一剂后小便能下，3剂后大便通，小便利，为巩固疗效，续用3剂。

三诊：全身症状完全改善，二便正常。

按：黄芪桂枝五汤方出《金匮要略》，本为气虚血痹而设。盖妇人产后耗气伤血，肾气亏虚，膀胱气化无力，导致三焦失司升降不约，故汗出便结，尿液不下而成潴留。方中黄芪量大为君，补气升阳，开发上焦。桂枝助阳化气，鼓动膀胱，使其开合。当归、何首乌、白芍和营养血，益阴敛汗；炙甘草、大枣和中健脾，培补后天；加路路通、通草以利溺道，且能通乳，对产妇尤宜。此方以益气和营，升阳为主，加二通以利水道，药证合拍，有的放矢，实为产后气血不足，小便滞留之良方。

三、产后多汗

1. 疾病概况

产后多汗症是产科常见病症之一，祖国传统医学采用整体观念辨证论治的方法诊治本病效果明显。多因素体虚弱，又经艰难分娩过程，耗气伤血，以致产后气阴两虚、腠理不密。气虚则卫阳不固，血伤则阴虚内热，致使产后自汗、盗汗皆现。

2. 临床运用

黄芪桂枝五物汤加减治疗产后多汗症

方法：将70例患者随机分治疗组和对照组。①治疗组：以中药黄芪桂枝五物汤加味治疗，药物组成为黄芪30g，桂枝6g，白芍20g，生姜6g，炙甘草6g，大枣6枚。伴头晕面白血虚甚,加当归身15g、阿胶15g(烊化冲服);伴大便难,加肉苁蓉20g;伴心悸、失眠者,加远志15g,煅龙牡各20g;盗汗甚,手足心热者加山萸肉10g,麦冬10g,五味子10g,炙鳖甲10g。日1剂,水煎2次,取汁500mL,早晚分服。②对照组:补中益气汤加减,日1剂,水煎分2次服。1周1个疗程。用药两周后判定疗效。

结果:两组临床疗效比较,治疗2周后,治疗组35例,治愈19例(54.29%),显效9例(25.71%),有效7例(20.00%),总有效28例(80.00%);对照组痊愈15例(48.39%),显效8例(25.80%),有效8例(25.80%),总有效23例(74.18%)。两组比较差异无统计学意义($P > 0.05$)。两组患者均未发生严重不良反应。

结论:黄芪桂枝五物汤加减治疗产后多汗症,取得了肯定疗效,未发生不良反应。

3. 医案精选

患者,女,35岁。

临床表现:产后3个月,汗出偏多伴全身酸痛不适2个月余。患者3个月前行剖宫产术,产后1个月出现全身汗出偏多,伴全身酸痛,前经补气和营之剂治疗后汗出减少,疼痛减轻,近期停药后复觉全身汗出增多,四肢酸痛不适,纳食欠佳,寐安便调,舌质偏红,苔薄白黄,脉沉细。

中医诊断:产后汗证(气血不足,表虚不固,肢体失养)。

治法:补气养血,固表敛汗祛风。

处方:黄芪桂枝五物汤合牡蛎散加减。

黄芪60g,党参15g,白术15g,白芍15g,防风10g,老鹳草30g,当归10g,鸡血藤15g,桂枝15g,山药15g,松节20g,煅牡蛎(先煎)30g,桑寄生15g,麻黄根15g,炙甘草10g,碧桃干15g,浮小麦30g。

7剂,每日1剂,水煎,分2次口服。

二诊:患者活动后出汗仍偏多,近日时觉头昏不适,四肢关节酸痛,舌质略红淡,苔薄白,脉略细。上方去防风、桂枝,加五味子10g,山茱萸15g,姜黄15g。7剂,每日1剂,水煎,分2次口服。

三诊:患者上方服后汗出量减少,但夜寐尚汗出,现觉畏风肢凉,下肢关节酸痛明显,鼻塞欠畅,舌质暗红,苔薄白,脉沉细。初诊方剂减白术,鸡血藤改

30g, 加炒杜仲 15g, 桑寄生 30g, 辛夷 15g, 山茱萸 15g。7剂, 每日1剂, 水煎分2次口服。

四诊: 服药后现全身汗出时多时少, 鼻塞不显, 头顶部有冷感。下肢关节酸痛时作, 面色已转红润, 自觉口干, 舌质偏红, 苔薄白, 脉细数。证属产后气血亏虚, 肢络失养, 寒邪内恋。治宜益气养血, 散寒通络。予黄芪桂枝五物汤合独活寄生汤加味。处方: 黄芪 40g, 党参 15g, 炒白术 15g, 炒白芍 15g, 当归 15g, 桂枝 10g, 羌活 12g, 独活 12g, 炒杜仲 12g, 怀牛膝 15g, 防风 10g, 鸡血藤 15g, 桑寄生 15g, 淫羊藿 12g, 巴戟天 15g, 刺五加 30g, 五爪龙 20g, 炙甘草 10g。7剂, 每日1剂, 水煎, 分2次口服。

五诊: 患者全身汗出明显减少, 酸痛感亦明显改善, 唯觉腰疼痛不适, 观其面色红润, 口干已不显, 舌质偏红中有细纹, 脉沉细数。治仍宜益气养血, 散寒温经。处方: 黄芪 40g, 炒白术 20g, 炒白芍 20g, 当归 15g, 桂枝 10g, 羌活 15g, 独活 15g, 炒杜仲 12g, 怀牛膝 15g, 防风 10g, 鸡血藤 15g, 桑寄生 15g, 巴戟天 15g, 五爪龙 20g, 补骨脂 15g, 木瓜 30g, 山茱萸 10g, 浮小麦 30g, 炙甘草 10g。守方稳进, 以求彻底治愈。

按: 产后多汗症是产科常见病症之一, 多因素体虚弱, 又经艰难分娩过程, 耗气伤血, 以致产后气阴两虚、腠理不密。气虚则卫阳不固, 血伤则阴虚内热, 致使产后自汗、盗汗皆现。产后出汗过多, 可进一步损伤津液, 津液内耗, 轻则可致乳源缺乏而缺乳, 或津枯肠燥而大便难, 甚则阴血不濡, 筋脉失养而发为痉病。《金匮要略》曰: "产后血虚多汗出, 喜中风, 故令病痉"。病甚者, 可因汗出如油, 阴气耗伤而为亡阳。血为阴, 产则伤血, 是为阴虚也; 气为阳, 其气实者, 阳加于阴, 故冷汗出。而阴气虚不复者, 则汗出不止也。凡产后气血兼虚, 故多汗, 盖人身之气血相互依存, 密切相关。产后多汗, 多为素体虚弱, 复因产时气血耗伤太过, 肺气益虚, 卫阳不固, 腠理不密所致。

本例患者治疗所用主方为黄芪桂枝五物汤, 临床常运用该方加减治疗产后多汗证, 方中以黄芪为君, 甘温益气, 补在表之卫气。桂枝散风寒而温经, 与黄芪配伍, 益气温阳, 和血固表。桂枝得黄芪益气而振奋卫阳, 黄芪得桂枝固表而不致留邪。白芍养血和营, 与桂枝合用, 调营卫而和表里, 两药为臣。生姜辛温, 疏散风邪, 以助桂枝之力; 大枣甘温, 养血益气, 以资黄芪、白芍之功, 与生姜为伍, 又能和营卫, 调诸药, 以为佐使。共奏益气固表, 和营止汗之效, 益气养血, 散寒通络且不伤津敛邪。

四、慢性盆腔炎

1. 疾病概况

慢性盆腔炎是指女性内生殖器及其周围结缔组织、盆腔腹膜的慢性炎症。在患者体质较差的情况下，急性盆腔炎的病程可迁延及反复发作，造成慢性盆腔炎。但是亦可无急性盆腔炎症病史过程，如沙眼衣原体感染所致输卵管炎。慢性盆腔炎病情较顽固，可导致月经紊乱、白带增多、腰腹疼痛及不孕等。

2. 临床运用

黄芪桂枝五物汤联合温针灸治疗慢性盆腔炎

方法：选取 100 例慢性盆腔炎患者随机分为观察组与对照组，各 50 例。对照组给予常规西药治疗。给予左氧氟沙星片，0.5g/次，3 次/日；甲硝唑片 0.4g/次，1 次/日，治疗 4 周。观察组在对照组基础上服用黄芪桂枝五物汤，并进行温针灸治疗。黄芪桂枝五物汤组方为黄芪、桂枝、茯苓各 20g，干姜、芍药、肉桂、川芎、香附各 15g，延胡索、当归、杜仲、鸡血藤、红花各 10g，大枣 4 枚。每日 1 剂，水煎，早晚温服，治疗 4 周。温针灸：患者取仰卧位，对取穴部位常规消毒，选取关元、归来、气海、三阴交等穴位，以平补平泻手法进针，将 3cm 左右的艾条点燃，置于针柄处，艾条燃尽后取针，每日 1 次，治疗 4 周。

结果：观察组的治疗总有效率明显高于对照组。治疗后，两组的经期腹痛、月经不调、乳房胀痛、带下异常均好转，且观察组优于对照组。两组的 $TGF-\beta_1$ 水平均升高，MCP-1 水平、WBC 及 N/L 均降低，且观察组优于对照组。

结论：黄芪桂枝五物汤联合温针灸治疗慢性盆腔炎的效果显著，可有效降低中医候积分，减轻炎症反应，改善血液流变学指标，提高患者的生活质量。

3. 医案精选

患者，女，38 岁。

临床表现：反复双侧少腹疼痛 5 年伴发热半月余。患者 5 年来两侧小腹胀痛反复发作，伴腰部酸痛明显，劳累后体温常在 38～38.5℃之间，抗生素治疗后热退，但腹痛、腰酸症状不减。刻诊：倦怠乏力，懒言，眠差，带下色白，大便溏，舌红，苔薄黄腻，脉濡数。触诊：双侧附件增厚、有压痛。B 超提示：子宫内膜厚 0.3cm，宫腔少量积液。

西医诊断：慢性盆腔炎。

中医诊断：腹痛（气血不足、气滞血瘀、下焦湿热蕴结）。

治法：益气补肾，温经通络，化瘀止痛，清热利湿。

处方：黄芪12g，桂枝5g，当归15g，白芍15g，川芎6g，干姜3g，肉桂3g，香附10g，延胡索12g，杜仲12g，续断12g，鹿角霜10g，红花12g，丝瓜络12g，炒黄柏10g，茯苓皮30g，红藤30g，忍冬藤60g，鸡血藤30g，甘草6g。

7剂，每日1剂，水煎分早晚两次温服。

二诊：热退，少腹疼痛渐除，腰酸明显好转，仍倦怠乏力，眠差，便溏，舌红、苔薄黄腻，脉细数。守法再进，佐以宁心安神。处方：黄芪12g，桂枝5g，当归10g，白芍15g，丹参15g，肉桂2g，香附10g，杜仲12g，续断12g，鹿角霜10g，红藤30g，红花12g，丝瓜络12g，黄柏10g，蒲公英15g，忍冬藤60g，鸡血藤30g，天葵子15g，百合10g，甘草6g。7剂。

三诊：适值经行第2天，量中等夹血块，腹痛腰酸较上月明显好转，睡眠好转，便溏，舌红、苔薄腻，脉细数。守法加减再进。处方：黄芪12g，桂枝5g，当归10g，白芍15g，川芎6g，炒蒲黄30g（包煎），五灵脂10g，香附10g，杜仲12g，续断12g，泽兰10g，益母草30g，红藤30g，鸡血藤30g，威灵仙10g，红花12g，丝瓜络12g，炒艾叶6g，炒白术15g，炮姜炭6g。7剂。

四诊：经行5天净，腹痛腰酸已除，大便转常，寐渐安，舌红、苔薄腻，脉细。B超：子宫附件未见明显异常，守法加减，巩固再进。处方：黄芪15g，桂枝5g，当归10g，白芍15g，香附10g，杜仲12g，续断12g，鹿角霜10g，淫羊藿15g，红藤30g，鸡血藤30g，红花12g，丝瓜络12g，龟甲10g，黄柏9g，蒲公英15g，忍冬藤60g，百合10g，甘草6g。7剂。

五诊：药后患者自觉症状基本消失。

按语：患者因慢性盆腔炎反复发作而致倦怠乏力，懒言，便溏；气血运行不畅，瘀阻胞宫故少腹痛不减；久病阳虚，肾虚不足，久病入络，气滞血瘀，腰为肾之府，故腰骶酸痛；寒邪郁而化热，湿热余邪与气血搏结于冲任胞宫，阻于下焦，则发热不退；血瘀阻于胞宫脉络，B超显示盆腔有积液。辨治上应抓住气血不足、肾气虚寒与气滞血瘀的关键，投以黄芪桂枝五物汤合四物汤益气养血、温通散寒，以杜仲、续断、鹿角霜、淫羊藿等温补肾阳，固其根本；佐以红藤、鸡血藤、红花、丝瓜络等活血化瘀通络；蒲公英、忍冬藤、黄柏以清热利湿。诸药共奏活血通络、祛瘀止痛之效。

五、功能失调性子宫出血

1. 疾病概况

功能失调性子宫出血简称功血,是指由神经内分泌失调引起,而不是由妊娠、子宫内膜肿瘤、感染或血液病等全身或女性生殖道器质性疾病引起。常发生于青春期或围绝经期,多为无排卵型功能失调性子宫出血。

2. 精选医案

患者,女,40岁。

临床表现:近1年来郁郁寡欢,半年前出现月经紊乱,月经周期时或提前,时或延后,经量或多或少,色淡红,经行少腹冷痛,精神疲惫,时叹息,察其舌质淡红,苔薄白,脉细数。

中医诊断:月经先后不定期。

处方:黄芪20g,桂枝10g,白芍10g,桃仁10g,红花6g,当归15g,川芎10g,炒乌药10g,炒柴胡10g,大枣10枚。

每日1剂,水煎服,早晚2次,7剂。

二诊:疲惫感、善叹息减轻,少腹发温,效不更方,仍用原方继服用,至月经来潮后止,经净后续服,连续服用3个月经周期。

三诊:月经周期一直为28~32天,未再出现紊乱现象。

按:本例患者长期忧郁,肝失疏泄,血海蓄溢失常,故月经周期先后不定。忧思伤及脾气,气虚无以摄血,气虚则致血瘀,气血虚衰与瘀滞相互影响,气虚则血脉运行无力加重血瘀,血瘀则阻遏阳气运行,阳虚则经血得不到温煦,如此则病情缠绵。治以黄芪桂枝五物汤补气养血,温阳散寒。方中黄芪益气以生血;桂枝、乌药辛温入络,温运阳气,阳气健则血易行;白芍、当归养血活血,补而不留滞,活而不伤正;桃仁、红花、川芎活血化瘀;柴胡疏肝解郁;大枣调和脾胃以滋化源。诸药合用,可补养气血,调理冲任,温运阳气,药后阳气通,冲任盈,故月经能依时而下。

六、更年期综合征

1. 疾病概况

更年期综合征为妇科临床常见病,主要包括月经的变化、自主神经障碍性症状、神经精神症状等。临床上因有自主神经功能失调症状而来就诊者较多，表现为潮热阵作，或伴汗出，或汗后恶寒，烦躁易怒，头痛头晕，耳鸣寐差等。中医多责之于心、肝、肾三脏，诊断为"惊郁""热郁""脏躁"等。

2. 精选医案

患者，女，49岁。

临床表现：全身畏寒怕冷1年余。患者已停经1年余，1年前出现全身畏风怕冷，夏日亦然，后背部较著，时发面部烘热，烦躁，夜寐失眠，每夜入睡3~4h，现自觉如身在冷水中，四肢关节酸痛感时作，舌质略暗红，苔薄白，脉沉细，检测：血压100/70mmHg。

中医诊断：风寒湿热入于半表半里，营卫失和。

治法：两和表里，调和营卫。

处方：黄芪桂枝五物汤合柴桂龙牡汤加减。

黄芪30g，炒白术、炒白芍各15g，桂枝15g，柴胡12g，炙甘草10g，龙骨、牡蛎各30g，防风15g，黄芩10g，夜交藤15g，桑枝10g，大枣15g，青风藤20g，海风藤30g，羌活30g。

7剂，每日1剂，水煎，分2次口服。

二诊：患者近来腰背如风钻骨状基本消失，形寒怕冷已得到明显改善，关节疼痛亦得好转，唯腰背以下及膝关节冷痛未除，汗出亦少，舌质暗红，苔薄白，脉细弦。上方加鹿角霜15g，细辛4g。6剂，每日1剂，水煎，分2次口服。

三诊：服药后已停10天，现自觉腰背部及双下肢有冷感，出汗不多，寐已得安，每夜可睡5~6h，舌质略红，苔薄白，脉细弦。治疗仍以固表护卫，调和营卫为法。黄芪桂枝五物汤合玉屏风散加减。处方：炙黄芪30g，炒白术、炒白芍15g，防风10g，龙骨、牡蛎（先煎）各30g，茯苓30g，桂枝15g，羌活、独活各30g，炒杜仲12g，怀牛膝15g，老鹳草30g，补骨脂12g，青风藤30g，川续断20g，桑寄生15g，桑枝10g，炙甘草10g。7剂，每日1剂，水煎，分2次口服。

按：本例患者已停经1年余，来诊时主诉全身畏寒怕冷1年，夏日亦然，后背部较著，时发面部烘热，烦躁，夜寐失眠，前已经多处求医未效。患者已处于更年期阶段，肝肾亏虚，风寒湿热袭入于半表半里，营卫失和使然。治疗宜两和表里，调和营卫。选用黄芪桂枝五物汤合柴桂龙牡汤，方中桂枝汤解肌祛风，调和营卫，治太阳之表；以小柴胡汤和解少阳，调达枢机，治半表半里，加龙骨、牡蛎，具有调和营卫、摄阴补阳、安神固涩的作用。二诊时，患者即诉腰背如风钻骨状基本消失，形寒怕冷已得到明显改善，予黄芪桂枝五物汤调和阴阳，固表益气以巩固疗效；三诊时症状基本消失。在临床诊治中，对于少见复杂病，治疗时一定要有耐心，通过观察疗效，来印证病机分析，在辨证的过程中要抓住主证，以求较快取得好的治疗效果。

第四节　儿科

一、小儿反复呼吸道感染

1. 疾病概况

小儿反复呼吸道感染在祖国传统医学中属于"咳嗽"范畴。小儿由于脏腑娇嫩，极容易遭受外邪侵袭，且病情反复，经久难愈。研究发现，引起呼吸道感染的病毒有超过130余种类型，且变异繁多。由于人体对其免疫力无法持久，加之人的血清抗体也无法有效防止再感染的发生，因此给呼吸道感染的防治造成了较大障碍。应用西药治疗小儿呼吸道感染，在抗炎治疗初期具有较好的效果，但反复发病后再次使用西药可导致病毒的耐药性增强，影响治疗效果。

中医在治疗小儿反复呼吸道感染时以整体观和辨证施治为法则，更注重改善患儿体质和增强患儿的抗病能力，且在扶正祛邪方面优势突出。小儿反复呼吸道感染的病理机制与小儿正气不足、肺脾两虚、卫外失固、邪毒内伏有密切关系，而正气不足是诱发疾病的根源。在疾病缓解期，应当以扶正固卫为主，肃清余邪为辅，余邪未尽时，不宜滋补太过，以防止对患儿脾胃造成损伤，而导致病情反复。在治疗过程中不宜大辛大温和大苦大寒，只宜轻清宣透，如此则邪热自然散去。

2. 临床运用

（1）黄芪桂枝五物汤治疗小儿反复呼吸道感染

方法：选取110例反复呼吸道感染患儿，随机将其分为观察组与对照组各55例。观察组患儿采用口服黄芪桂枝汤五物汤治疗，药物组成：黄芪20g，党参、浮小麦、桑白皮各10g，桂枝9g，白芍、防风、白术、陈皮各6g，甘草3g，用水煎服，每日1剂，分早晚2次服用，冬季以持续治疗3周为1个疗程，其他季节以持续治疗2周为1个疗程。对照组患儿口服胸腺肽肠溶片治疗，每片

5mg，2～4 岁患儿每次服用半片，每日 2 次；5 岁以上患儿每次口服 1 片，每日 2 次，连续服用 3 个月。

结果： 观察组患儿总有效率为 89.0%，对照组患儿总有效率为 60.0%，两组比较差异具有统计学意义（$P < 0.05$）。治疗前，两组患儿感染次数及临床症状持续时间比较差异无统计学意义（$P > 0.05$）；治疗后两组患儿上述指标均优于治疗前（$P < 0.05$），治疗后观察组上述指标改善情况优于对照组（$P < 0.05$），差异均具有统计学意义。

结论： 黄芪桂枝五物汤治疗小儿反复呼吸道感染具有较好的临床效果，可显著减少感染频次，并缩短急性期病程，治疗效果与口服西药胸腺肽肠溶片相比优势明显，且避免了西药的不良反应，具有较大的临床推广价值。

（2）中西医结合治疗小儿反复呼吸道感染

方法： 符合纳入标准患儿 120 例，随机分为实验组和对照组，实验组 65 人，对照组 55 人。实验组：中药口服基本方，随患儿病情变化而辨证施治，加减上述药物（根据患儿病情变化，需要加减的药物需在病情好转后继服 3 天，药量主要根据年龄、病情而定，如同时具备上述多种症状者，则挑选其中数味，不必悉具；其中大黄一般情况下需后下，如便秘病情较重则研末后冲服，不超过 3 天）。上述复方在煎煮前嘱患者家属泡 30 分钟，煮开 20 分钟，水煎适量，分 3 次，每日一剂，连服 3 周。西药阿奇霉素干混悬剂，10mg/kg，适量凉开水溶解后口服，采用 3 日服法，服 3 天，停 4 天，连服 3 周。对照组：西药服用方法同实验组。

结果： 实验组治疗效果明显好于治疗组；实验组总有效率为 98.5%，对照组仅为 78.2%，疗效比较，$P < 0.05$，说明两组间结果有显著性差异。实验组免疫球蛋白 IgG、IgA、IgM 在治疗前后疗效有显著性差异，即治疗后疗效显著高于治疗前。

结论： 中西医结合治疗小儿反复呼吸道感染与单纯西医治疗比较具有较大的优势。

（3）黄芪桂枝五物汤加味治疗小儿反复呼吸道感染

方法： 本组 65 例患儿，均系咳嗽时间较长或反复咳嗽，并使用多种抗生素、抗病毒及止咳药物治疗无显著疗效者。其中男 36 例，女 29 例；年龄最小 11 个月，最大 12 岁，病程 7 个月至 4 年。基本方：黄芪 20g，桂枝 6g，生白芍 20g，防风、生白术、山药各 10g，煅龙骨、煅牡蛎各 30g，山楂 10g，陈皮、甘草各 6g。1 日 1 剂，水煎 2 次，分 2 次服用。3 岁以下小儿按上述剂量减半。如遇急性呼吸道感染，症状轻微时可在基本方上加减：咳嗽加桔梗、浙贝母、冬桑叶；干咳加天花粉、百合、白僵蚕；喉痒加蝉蜕、牛蒡子、射干；痰多加半夏、陈皮；喷嚏加荆芥、防风；鼻流清涕加辛夷、苍耳子等。症状较重时停服上药，按中医辨证治疗其急性呼吸道感染，感染控制后再继服本方。4周为1个疗程。

结果：本组65例中，显效26例，占40%；有效35例，占53.8%；无效4例，占6.2%。总有效率为93.8%。

结论：用黄芪桂枝五物汤加味治疗小儿反复呼吸道感染可取得满意疗效。

3. 精选医案

患儿，男，3岁。

临床表现：患儿反复上呼吸道感染，每月至少感冒2次，遇冷即发，且久治不愈。症见面色苍白，精神欠佳，易出虚汗，食欲不振，形体瘦弱，大便偏干，舌质淡红，苔薄白。

中医诊断：体质虚弱，营卫失调。

治法：调和营卫，益气健脾。

处方：黄芪15g，桂枝6g，白芍6g，防风6g，白术6g，茯苓10g，煅龙骨10g，煅牡蛎10g，党参10g，砂仁3g，生姜2片，大枣10g。

连服5剂。

二诊：患儿精神状态明显好转，食欲增加。嘱咐再服3剂，巩固疗效。随访3月未发感冒。

按：临床大多体虚儿童，免疫力低下，稍感风寒即易感冒，多汗，纳差，长期不明原因发热，迁延不愈，甚则肺炎。这类小儿治疗颇为棘手，常规治疗收效甚微。采用异病同治之法，运用黄芪桂枝五物汤治疗此类小儿疾患其效甚佳。

二、小儿多汗症

1. 疾病概况

小儿多汗证是指在安静状态下，无故全身或局部汗出过多，甚至大汗淋漓，临床上最常见的为自汗、盗汗两种，小儿常自汗、盗汗并见。目前西医以抑制汗腺分泌及调节植物神经功能为主，但收效甚微，副作用较大，且停药后易于复发。中医多从虚辨治，吸收现代医学"亚健康"的观点，从调节体质入手，取得了良好的临床疗效。

2. 临床运用

黄芪桂枝五物汤治疗小儿多汗症

方法：将 150 例小儿多汗症患者随机分成两组，中药组 80 例，西药对照组 70 例。中药组基本方：生黄芪、生白芍各 15g，炙桂枝 3g，瘪桃干、炒白术各 10g，炒防风 6g，五味子 6g，煅龙骨、牡蛎各 20g（先煎），生姜 3 片，大枣 5 枚。加减：气虚明显者，加党参、茯苓各 10g；阴虚明显者加北沙参、麦冬各 10g；血虚者加当归、熟地各 10g；脾气急躁者加胡黄连 3g；大便干结者加决明子 15g；口渴欲饮者加肥知母、天花粉各 10g；低热者加地骨皮、青蒿各 10g；纳差者加鸡内金、焦山楂、炒六曲各 10g。每日 1 剂，煎 2 次分服。服药 20 天为 1 疗程。对照组用药：阿托品 0.01mg/（kg·次），每日 1 次，共用 5 次。维生素 B_1 10mg/次，每日 3 次，谷维素 10mg/次，每日 3 次。服药 20 天为 1 疗程。

结果：中药组总有效率 93.75%，对照组总有效率 32.55%（$P < 0.01$）。

结论：黄芪桂枝五物汤治疗小儿多汗症具有很好的临床效果。

3. 医案精选

（1）精选医案 1

患儿，女，7 岁。

临床表现：患儿近半年来多汗，以自汗为主，常湿衣湿发，疲劳后尤甚，平素易感冒，每月约 3 次。患病以来曾服龙牡壮骨冲剂治疗，多汗未见好转。刻诊：体虚自汗，动则尤甚，湿衣湿发，形瘦纳差，大便干结。舌质偏红，苔薄白。

中医诊断：汗证（气阴两虚，营卫失调，表虚不固，津液外泄）。

治法：益气养阴，调营固表。

处方：黄芪桂枝五物汤加味。

生黄芪、生白芍各 15g，太子参、白术、瘪桃干各 10g，炙桂枝 3g，炒防风、五味子各 5g，煅龙骨、牡蛎各 20g（先煎），生姜 3 片，大枣 5 枚。

7 剂，水煎服。

二诊：自汗减少，夜寐皮肤微微汗出，纳差，便干依然。病情稳定，效不更方。原方加决明子 15g，焦楂曲各 10g。以消导运脾，清火润肠，再进 7 剂。

三诊：自汗盗汗停止，纳食增加，大便正常。营卫调和，气阴渐充，脾运未复。原方去桂枝、五味子，加鸡内金 5g，砂仁 2g（后下）。继服 5 剂，调理脾胃，以善其后。

按：本文所说小儿汗证，系指小儿在安静状态下，全身或身体某些部位出汗很多，甚或大汗淋漓，出汗不止为主的一种证候。如因天气炎热，衣着过厚，或热饮奔跑后出汗，或入睡后头部微微汗出，此为生理现象，不应认为病态。而外感热病、伤暑等所致的多汗也不属本证范围。

（2）精选医案 2

患儿，男，2 岁。

临床表现：近半月来每晚汗出，汗出如水洗，次日精神较差，食欲不振，舌质淡红，苔薄白。

中医诊断：小儿汗证。

治法：益气调和营卫。

处方：黄芪桂枝五物汤加味。

黄芪 15g，桂枝 6g，白芍 6g，龙骨 10g，牡蛎 10g，党参 10g，白术 6g，砂仁 3g，浮小麦 10g，神曲 10g，炙甘草 3g。

连服 5 剂。外用五味子、五倍子各 15g，共研细末分为 3 份，于每晚睡前取一份，加温开水调成干糊状贴脐，外用绷带固定。

复诊：服药 5 剂及外敷药后，患儿晚上出汗大大减少，饮食增加，精神很好。后又服 2 剂巩固疗效。此方妙在桂枝和白芍，启发心阳，敛阴和血，一启一闭，再配伍黄芪益气固表，协调营卫，汗证立愈。

按：小儿多汗系指 1～3 周岁小儿，每晚寐时遍身汗出如珠，甚则湿透衣衫，熟睡 1h 后渐渐收敛。此种表现貌似盗汗，但无潮热、舌红、口干等阴虚症状，究其原因大多与肺肾不足有关。明·万密斋认为小儿"肾常不足，肺常虚。"肺与肾有相互滋生，相互依存的关系。肾虚不能承上以滋肺，则肺虚易汗；肺虚不能养下以滋肾，则肾虚不摄。故临床治汗大多采用敛肺固肾之法，但往往收效甚微。采用黄芪桂枝五物汤加龙牡，益气调和营卫、交通心肾，治小儿多汗，疗效尚可。

（3）精选医案 3

患儿，男，13 岁。

临床表现：周身多汗 1 年余。患儿 1 年来全身出汗多，稍微活动则汗出沾衣，自感全身乏力疲倦，早晨起床困难，上课困倦，注意力尚能勉强集中，夜间入睡困难，臀部时感寒凉，周身酸胀不适，按揉后可稍缓解，时而恶寒，时而怕热，早餐纳食量少，中、晚餐纳食一般，二便调，平素性情急躁，易焦虑，不爱运动。咽稍红，舌苔薄白，舌质淡胖，脉平。肢凉，面色少华，形体瘦，心肺听诊阴性。身高 182cm，体重 64kg。

辅助检查：心电图示窦性心动过缓伴心律不齐，心率 55 次/min；心脏彩超未见明显异常，二、三尖瓣 S 期可见少量血液反流。

中医诊断：汗证（营卫不和，气阳不足）。

治法：调和营卫，益气温阳，健脾助运。

处方：黄芪桂枝五物汤合四君子汤加减。

炙黄芪 20g，桂枝 4g，白芍 10g，党参 10g，茯苓 10g，苍术 6g，白术 6g，陈皮 3g，益智仁 10g，砂仁 10g，夏枯草 12g，焦山楂 15g，焦神曲 15g，生姜 3 片，大枣 3 枚。

14 剂，每日 1 剂，水煎服。

复诊：患儿服用上药 4 剂后，汗出渐少，神疲乏力好转，纳食改善，继续服用上药 10 剂，诸症皆明显改善。

按：汗为阳气蒸化津液所得，是人体五液之一。患儿汗证病因不外虚实两端。虚者，因机体虚弱，失于固摄闭藏，导致津液外泄。实者，因邪滞脉阻，内有郁热迫津外泄。本案例患儿证属营卫不和、气阳不足，是较为典型的体虚致汗。患儿平素脾胃失于健运，气血生化乏源，卫虚不固，营卫失和，以致气随津脱、气虚营弱、气损及阳，故见腠理开泄、周身多汗、纳少乏力、肢冷疲倦、恶寒怕热。用黄芪桂枝五物汤合四君子汤加减以调和营卫、益气温阳助运。方中重用黄芪以补气健脾、益卫固表，合党参、茯苓、白术以加强益气止汗之功，桂枝温经通脉、白芍养血敛阴，二者合以调和营卫，增用益智仁、砂仁、苍术、陈皮、焦山楂、焦神曲等理气消食运脾之品，以助脾胃化生气血，佐以生姜、大枣助阳和营，共奏调和营卫、益气温阳之功，故临床收效迅捷。

三、小儿发热

1. 疾病概况

发热是机体应对外邪或自身内环境紊乱所表现的一种反应，小儿脏腑娇嫩、形气未充，其长期发热病因病机不外乎虚实两端，而常以虚证或虚实夹杂证多见。如阴虚发热，因邪热留伏，耗伤津液，阴液亏虚，水不制火，以发热日久、潮热盗汗、五心烦热、夜热早凉等为特点，治以养阴清热为主。小儿长期发热中医诊治应谨守病机病证，辨证施治，切勿见热清热，妄用苦寒，因苦寒药易郁遏卫阳，耗伤正气，致使病情缠绵，发生他变。

2. 精选医案

患儿，男，14岁。

临床表现：反复发热4个月余。症见患儿低热，乏力，偶有咳嗽，喉中有痰难咯出，无喷嚏、流涕，无揉鼻、揉眼，纳食不振，口臭，汗出较多，二便尚可，夜寐时易翻身。患儿近期输液时恶寒、惊惕，上午体温较高，热峰达39℃，下午较低，体温为37～38℃。咽红，扁桃体Ⅱ度肿大，舌苔薄白，唇干，下唇黏膜溃疡1处，心肺听诊阴性。

辅助检查：血常规白细胞计数$8.6×10^9$/L，中性粒细胞百分比47.3%，淋巴细胞百分比39.0%，嗜酸性粒细胞百分比6.9%。甲状腺功能、血清疟原虫、类风湿因子、抗"O"、肝肾功能、结核感染T细胞检测、尿常规、粪常规等均未见异常。

西医诊断：功能性发热。

中医诊断：发热（气虚营弱，食滞内热）。

治法：益气养营，化滞清热。

处方：黄芪桂枝五物汤加味。

黄芪20g，桂枝5g，白芍10g，生晒参10g，茯苓10g，煅龙骨20g（先煎），煅牡蛎20g（先煎），银柴胡10g，黄连3g，黄芩10g，槟榔10g，焦山楂15g，焦神曲15g，炙甘草3g，生姜6片，大枣4枚。

9剂，每日1剂，水煎服。建议患儿进一步做免疫学、X线胸片、血培养、尿培养、白细胞形态学等筛查，必要时做骨髓穿刺、脑脊液等检查。

二诊：现患儿无发热，近日唯觉乏力，腹部不适，肠鸣频频，咳嗽阵作，有痰咯吐不爽，无鼻塞流涕，偶见下肢皮疹瘙痒，出汗减少，恶寒消失，口臭减轻，胃纳增加，大便自调。咽红，舌苔薄白，扁桃体Ⅱ度肿大，心肺听诊阴性。患儿前症减轻，发热已平，治以前方增宣肺化痰之品再进，以巩固疗效。处方：黄芪20g，桂枝5g，白芍10g，生晒参10g，桑白皮10g，桔梗6g，远志6g，浙贝母6g，黄芩10g，虎杖12g，枳实6g，槟榔10g，焦山楂15g，焦神曲15g，炙甘草3g，生姜3片，大枣3枚。7剂，每日1剂，水煎服。

三诊：患儿服用上药后，发热未复，诸症皆平。

按语：本案例患儿初诊时气虚营弱、营卫不和为虚，又有食滞内停、化为积热之实证，辨证为以虚为主、虚实夹杂之发热。治以益气养营，化滞清热，选用黄芪桂枝五物汤加味。方中黄芪、桂枝、白芍甘补温化，调和营卫，加用生晒参、茯苓、炙甘草等以增培补中州之力，再予银柴胡、黄连、黄芩清热，槟榔、焦山楂、焦神曲消食运脾，佐以煅龙骨、煅牡蛎宁心敛汗，生姜、大枣助中焦运化，共奏补虚泻实之功。患儿二诊时，诸症减轻，病已祛大半，说明方证相合，但仍需谨守病机，在应对患儿症状变化的基础上辨证施治，终获痊愈。

四、小儿心悸

1. 疾病概况

心悸之病多因体虚劳倦或外邪侵袭导致心失所养，心神不宁而发。心悸病机有虚实之分，虚者为气血阴阳不足，实者多有痰饮瘀火痹阻。因小儿脏腑清灵，其心悸总以虚证多见，或兼有实邪留伏，故治疗上应以补虚为主，虚实错杂者宜分清虚实之主次、缓急之不同，辨证施治。

2. 精选医案

患儿，女，11岁。

临床表现：胸闷，心慌5天。患儿5天前无明显诱因出现胸闷，心中悸动不安，不能自主，持续约半小时，每天发作2～3次，以下午多见，查心电图、心脏彩超未见明显异常，近期患儿无外感，纳食可，二便调，夜寐尚可。患儿近期学习紧张，平素手足冰冷，时有头晕，易疲惫乏力，面色少华。咽红，舌苔薄白，脉弱。心肺听诊阴性。

中医诊断：心悸（气虚营弱，胸阳失展）。

治法：益气温阳，宽胸宁心。

处方：黄芪桂枝五物汤加味。

炙黄芪20g，桂枝10g，白芍10g，生晒参10g，党参10g，茯苓10g，炙甘草10g，磁石20g（先煎），钩藤10g（后下），麦冬15g，五味子6g，枳实6g，生姜5片，大枣4枚。

7剂，每日1剂，水煎服。

二诊时心中悸动偶有发作，肢冷、神疲均明显改善，继续服用原方14剂后，心悸已平。

按语：本案例患儿素体气虚营弱，胸阳不振，又因烦劳导致心血亏虚，心气不足，失于温养，心悸胸闷乃发。选用黄芪桂枝五物汤加味，方中炙黄芪、桂枝、白芍益气养营、温通心阳，加用生晒参、党参、茯苓、炙甘草以培补中州、化生气血，磁石、钩藤、麦冬、五味子宁心安神、除烦敛阴，佐以生姜助阳行气、大枣养血和营、枳实理气宽胸，诸药合用，胸阳得展，中焦得运，营气得通，故心悸乃除。

第五节　其他病症

一、慢性荨麻疹

1. 疾病概况

荨麻疹是皮肤黏膜由于暂时性血管通透性增加而发生的局限性水肿，是皮肤性病科常见的一种疾病，其病程超过 6 周者可诊断为慢性荨麻疹（CU）。慢性荨麻疹发作时以皮肤上突然出现红色或苍白色风团，发无定处，骤起骤消，退后常不留痕迹为特征，伴瘙痒或烧灼感，其皮损易反复发作。本病相当于中医学中的"隐疹"，根据其发病特点，中医文献中又有"瘾""风瘙隐疹""赤白游风""风疹块""鬼饭疙瘩"等病名。其发生与"风"邪密切相关，其风或从外感，或从内生。在外感风邪中，风邪可夹寒邪、热邪、湿邪侵袭机体，相兼而发为本病；内生风邪中，可由脾肺气虚招风、心肝血热动风、心脾血虚生风、肝肾阴虚生风、胃肠热盛化风导致该病的产生。在临床实际中，该病常常外风与内风相合，外风引动内风，内风招致外风，又可兼杂痰湿、水饮、瘀血等，相互为患，往往使得病机复杂，病情多变。

2. 临床运用

（1）黄芪桂枝五物汤加减治疗慢性荨麻疹

方法：将 30 例确诊为慢性荨麻疹患者，给予黄芪桂枝五物汤加减治疗。方药组成：生黄芪 60～90g，芍药 10g，桂枝、白鲜皮、地肤子各 15g，全蝎 3～6g，桑白皮、乌梢蛇、地骨皮、荆芥各 12g，僵蚕、五味子各 9g，蜈蚣 2 条，生姜 6g，大枣 6 枚。水煎服，每日 1 剂。

结果：30 例病人中，临床治愈 26 例，显效 4 例；疗程最短 12 天，最长 62 天，平均 21.26 天，多数病人在用药 1 周后见效，表现为皮肤瘙痒减轻，发作面积减小，以后逐渐消退。据临床观察，疗效与病期、病程及荨麻疹形态无明显关系。

结论：黄芪桂枝五物汤加减治疗慢性荨麻疹效果满意，值得临床推广使用。

(2) 加味黄芪桂枝五物汤联合咪唑斯汀治疗慢性荨麻疹

方法：选取符合入选标准的慢性荨麻疹患者 74 例，分治疗组（加味黄芪桂枝五物汤 + 咪唑斯汀）40 例，对照组（咪唑斯汀）34 例，治疗 12 周，于疗程结束时观察近期疗效。

结果：治疗组近期疗效临床症状改善率为 82.5%，对照组为 52.94%，两组比较有显著差异（$P < 0.05$），且治疗组在改善风团直径、风团数目、瘙痒程度、持续时间方面明显优于对照组（$P < 0.01$）。治疗组生活质量指数改善率为 62.5%，对照组为 32.25%，两组比较有明显差异（$P < 0.05$），在改善感受、日常生活、休闲娱乐、工作学习、人际关系等生活质量单项方面，治疗组优于对照组（$P < 0.01$），但两组患者在治疗花费精力方面无显著差异（$P > 0.05$），治疗组在临床症状评分、生活质量评分及中医症状评分改善上均明显优于对照组（$P < 0.01$）。远期疗效比较，治疗组复发率 10.53%，对照组复发率 37.50%，治疗组远期疗效优于对照组（$P < 0.05$）。两组患者治疗过程中均未见严重不良反应。

结论：加味黄芪桂枝五物汤联合咪唑斯汀治疗慢性荨麻疹疗效明确、安全性高，具有较好的临床应用价值。

3. 医案精选

(1) 精选医案 1

患者，男，69 岁。

临床表现：诉全身泛发淡红色疹块 6 年余，加重 3 个月。6 年来全身不间断起淡红色疹块且痒，多发于躯干、四肢部位，早晚发疹较重。于 3 个月前因吃海鲜后病情加重，颈部、躯干、四肢泛发淡红色疹块，瘙痒剧烈，经多方治疗不效。检查：颈、躯干、四肢见不规则形、大片状、淡红色风团，舌淡体胖、边有齿痕、苔薄白，脉细。

中医诊断：慢性荨麻疹。

治法：益气温阳，祛风止痒。

处方：生黄芪 90g，桂枝、白鲜皮、地肤子各 15g，僵蚕 9g，白芍、地骨皮、桑白皮、荆芥、五味子、乌梢蛇各 12g，全蝎、生姜各 6g，蜈蚣 2 条，大枣 6 枚。

水煎，每日 1 剂，分 2~3 次服。

复诊：治疗 20 天疹块消退，瘙痒完全缓解。

随访 1 年余未复发。

按：慢性荨麻疹病因复杂难寻，易于反复发作，经年缠绵不愈，由于大多数慢性荨麻疹患者其免疫功能低下，容易受到体内、外致病因素的袭击而发病，故提高机体免疫力以防止慢性荨麻疹复发是非常重要的。中医药通过辨证施治可大大提高机体免疫力，从而降低荨麻疹的复发率。

（2）精选医案 2

患者，男，44 岁。

临床表现：荨麻疹病史 8 个月。服 1 片盐酸西替利嗪可控制 2 天，停药即反复，风团于睡眠前加重，饮酒后略重，洗澡后明显减轻，食后腹胀。舌胖，有齿痕，苔略腻，脉沉。

中医诊断：营卫不和。

治法：通调营卫。

处方：桃红四物汤合黄芪桂枝五物汤。

桃仁、红花、当归、川芎、生地、白芍、黄芪、桂枝、甘草各 10g，生姜 3 片，大枣 3 枚（掰）。

复诊：患者 2 周后复诊，诉仅睡前略痒，短时间内风团即可消退，疗效显著。遂在上方基础上加一味辛温祛风的细辛 3g，又予 7 剂中药。

2 个月后随访，患者诉已痊愈。

按：此患者的发病特点是风团及瘙痒在洗热水澡后减轻。洗澡可以舒张皮肤表面的血管并放松肌肉，改善血液循环。洗澡后缓解的现象中医解释为患者在表的营卫不和，气血运行不畅，需要借助外界条件来通行营卫气血，故治疗以养血活血、通调营卫为法，方用桃红四物汤合黄芪桂枝五物汤。桃红四物汤功擅养血活血；黄芪桂枝五物汤调补荣卫，益气固表，能除血痹。两方药性偏温，合用温通行血，血行风灭，风团瘙痒得除。现代医学研究证实：桃红四物汤具有抗炎、扩张血管、改善微循环以及增强机体免疫功能的作用；黄芪桂枝五物汤可以调节免疫，促进血液循环，抑制组胺的释放。故从中西医角度来讲皆可取效。

（3）精选医案 3

患者，男，32 岁。

临床表现：主诉全身瘙痒、风团皮疹 2 年。患者因涉水后引起下肢反复起红色风团疹块，大小不等，形状不一，瘙痒。遇冷受风则重，皮疹时隐时现，发病则痒甚，每以手抓破皮肤为度，彻夜难寐，甚为痛苦，周身无汗，头晕，胸闷憋气。曾用多种抗组胺药物，并加用泼尼松每日 15mg 治疗半月，终未能控制症状，可见搔抓斑痕，舌质淡、苔薄白，脉浮细。

中医诊断：气虚卫外不固，营卫不和。

治法：益气温阳，调和营卫。

处方：生黄芪 15g，桂枝、白芍、防风各 9g，生姜、蝉蜕各 10g，甘草、荆芥穗各 6g，大枣 5 枚。

水煎温服，每日 1 剂。

二诊：服药 10 剂，自诉面、胸、上肢内侧均已出汗，汗出处风疹块消失，胸闷憋气及瘙痒症状明显减轻，夜间能寐，其病初愈，守方继服 10 剂。

三诊：诸症皆消，随访 3 个月未见复发。

按：慢性荨麻疹属中医学"风疹""隐疹"范畴，其症有反复发作之特点。本病例多因气血虚弱，营卫不和，腠理卫外不固，风邪乘虚而入，风邪日久不得疏泄，致经络阻滞不行，故病旷日久。说明其发病与风寒外袭、表虚不固相关。治疗以益气养血行血为主，疏散风邪为辅。治宜扶正固表，调和营卫，疏风散寒。拟方黄芪桂枝五物汤加味，方中黄芪益气达表，桂枝温经通阳，祛风散寒，芍药养血和营，生姜、大枣相配和中，化生营卫。酌加祛风止痒之蝉蜕、防风等，诸药配合，使正复，邪退，病自向愈。

（4）精选医案 4

患儿，男，12 岁。

临床表现：躯干四肢风团时作 1 个月。患儿近 1 个月来躯干四肢时起风团，以后背、双肩为甚，瘙痒明显，数小时后可自行消退，食用鱼虾后易复作，纳食佳，大便干燥，二三日一行，小便调，夜寐偶有惊惕，皮肤瘙痒起风团时甚，畏寒肢冷，汗出正常，平素易感冒，咽红，舌苔薄白，面颊唇红，脉弱。心肺听诊阴性。

西医诊断：荨麻疹。

中医诊断：隐疹（气虚伏风，肺经郁热）。

治法：益气祛风，清宣肺热。

处方：黄芪桂枝五物汤加减。

炙黄芪 15g，桂枝 4g，白芍 10g，甘草 3g，地肤子 10g（包煎），豨莶草 10g，刺蒺藜 10g，地龙 6g，瓜蒌皮 10g，黄芩 10g，虎杖 12g。

14 剂，每日 1 剂，水煎服。并嘱患儿近几个月不得食鱼虾。

复查：患儿服用上药后诸症消失。

随访 1 个月未见复发。

按：儿科临证肌肤麻木不仁相对较少，而皮疹、感觉异常者多见。本案患儿因秉有异质，夙有伏风，又气虚营弱，营卫不和，卫外不固，感触异物，风邪乘虚而入，引动伏风，热郁肺经所致。风为百病之长，善行而数变，故患儿一旦感触异物，风团此起彼伏，瘙痒剧烈，且易反复发作。组方中以黄芪桂枝五物汤为基础加减，意在益气固表、调和营卫，加用地肤子、豨莶草、刺蒺藜、地龙以祛风止痒，瓜蒌皮、黄芩、虎杖相配清疏肺经郁热。诸药合用，标本兼治，而收良效。

二、带状疱疹

1. 疾病概况

带状疱疹是由水痘-带状疱疹病毒感染引起的一种以沿周围神经分布的簇集疱疹和神经痛为特征的病毒性皮肤病，多数患者在发病期间疼痛明显，少数患者皮损完全消退后，仍可遗留疼痛。带状疱疹后神经痛（post herpetic neuralgia，PHN）一般定义为带状疱疹后1个月仍有神经痛或复发性疼痛，40岁以上的患者，发病率达30%以上，老年患者发生率更高，严重影响患者生活质量。现代医学治疗带状疱疹神经痛的原则为止痛、抗病毒、营养神经，但由于病毒感染后以潜伏形式长期存在于脊神经或脑神经的神经节细胞中，部分患者单纯西药治疗效果并不满意。带状疱疹属于中医"缠腰火丹""蛇串疮"等范畴，多因肝胆火盛、内蕴湿热或太阴脾虚之体，外感毒邪，内外感召而致湿热毒邪搏结，阻滞经络所致。临床常分为肝胆湿热证、脾虚湿蕴证、气滞血瘀证，处方以龙胆泻肝汤、除湿胃苓汤、桃红四物汤加减。而临床上面对带状疱疹患者，因病毒感染常习惯喜用大剂量金银花、连翘、石膏、黄芩、黄连等寒凉之药，久之寒凝经脉，不通则痛，常形成带状疱疹后遗神经痛。中老年带状疱疹后遗神经痛患者常因气血不足，致经络失养，加之久病伤阴，血虚失养，不荣则痛。治疗常从太阴、少阴入手，以健脾益气、养血活血、通络止痛为原则。

2. 临床研究

（1）黄芪桂枝五物汤合瓜红散加味治疗中老年带状疱疹后遗神经痛

方法：选取带状疱疹后遗神经痛患者80例，随机分为对照组36例，治疗组44例。治疗组给予黄芪桂枝五物汤合瓜红散为基础方：生黄芪30g，桂枝、赤芍、大枣、生姜各10g，瓜蒌30g，红花、生甘草各5g。辨证加减：湿重加薏苡仁50g；毒甚加金银花、连翘各15g；肝郁加白蒺藜10g，肾阴虚加熟地20g，肾阳虚加炮附子6g。每天1剂，水煎2次取汁400mL，分早晚服用。甲钴胺胶囊 0.5mg，每天 3 次。对照组口服加巴喷丁片 0.3g，每天 2 次，甲钴胺胶囊 0.5mg，每天 3 次。两组均观察 4 周。

结果：治疗前两组疼痛 VAS 评分比较差异无统计学意义（$P > 0.05$）；治疗 2 周、4 周后两组 VAS 评分均明显低于治疗前（P 均 < 0.01）；治疗组治疗 2 周、4 周后 VAS 评分显著低于对照组（$P < 0.01$）。两组临床疗效比较，治疗组 44 例中痊愈 6 例，显效 31 例，有效 4 例，无效 3 例，总有效率 84.1%；对照组 36 例痊愈 2 例，显效 21 例，有效 5 例，无效 8 例，总有效率 63.9%；治疗组总有效率显著高于对照组（$P < 0.05$）。不良反应比较，对照组 1 例患者治疗第 4 周复查肝功能 ALT 75U/L，1 例恶心；治疗组 1 例患者大便稀。

结论：黄芪桂枝五物汤合瓜红散加味治疗中老年带状疱疹后遗神经痛疗效令人满意。

（2）黄芪桂枝五物汤加减配合刺络拔罐治疗带状疱疹

方法：将 50 例带状疱疹患者作为研究对象，采用电脑随机分组法将患者分为观察组和对照组，每组 25 例。对照组采用常规药物治疗，阿昔洛韦片 0.8g/ 次，5 次 / 日；甲钴胺片 0.5g/ 次，3 次 / 日；加巴喷丁胶囊 0.3g/ 次，3 次 / 日；另根据患者实际情况适量涂抹阿昔洛韦软膏。观察组采用黄芪桂枝五物汤治疗，药方包括：甘草 6g，当归 20g，熟地 20g，川芎 20g，白芍 20g，桂枝 10g，黄芪 30g。水煎取汁 300mL，每日 1 剂，3 次 / 日。另在上述治疗方法的基础上联合运用中医刺络拔罐治疗，方法为：对患处进行常规消毒处理，然后借助梅花针将水泡刺破，重叩疱疹周围直至出血，然后快速实施投火法拔罐，5～10min 起罐，然后使用消毒棉球擦拭瘀血。根据患者情况每 3～5 天进行 1 次拔罐，以持续治疗 20 天为 1 个疗程。

结果：两组患者治疗效果对比，经过治疗，观察组治愈 16 例、有效 8 例、无效 1 例，治疗总有效率为 96.00%；对照组治愈 7 例、有效 12 例、无效 6 例，治疗总有效率为 76.00%。观察组治疗总有效率明显高于对照组，差异具有统计学意义（$P < 0.05$）。两组患者治疗满意度对比，观察组治疗满意 20 例、较满意 5 例、不满意 0 例，满意度为 100.00%；对照组治疗满意 8 例、较满意 13 例、不满意 4 例，满意度为 84.00%，观察组满意度高于对照组，差异具有统计学意义（$P < 0.05$）。

结论：对带状疱疹患者行黄芪桂枝五物汤加减配合刺络拔罐治疗，具有较好的临床效果，值得借鉴。

3. 医案精选

（1）精选医案 1

患者，女，69 岁。

临床表现：右侧胸乳连及右腋窝处带状疱疹后遗神经痛 2 月余，患处痛似针刺、刀割样，不能触碰，局部畏冷，入夜痛甚，常因此夜眠不佳。刻下症见患处肌肤无灼热感，有色素沉着呈带状分布，曾予理疗、针刺及中药治疗，疼痛无明显缓解。所服中药为清利解毒之剂，舌质淡暗，苔薄白，脉弦略迟。

中医诊断：阳虚寒凝，脉络瘀阻。

治法：温阳散寒，活络止痛。

处方：黄芪桂枝五物汤加味。

黄芪 25g，桂枝 12g，白芍、当归各 10g，鸡血藤、珍珠母（先煎）各 30g，全蝎、生姜各 6g，大枣 3 枚。

每天 1 剂，早晚分服。

复诊：服药 5 剂后疼痛减轻，夜间已能入睡，局部已不觉冷。继服 12 剂，疼痛消失。

随访 1 年无复发。

按：患者年近古稀，正气不足，邪羁肌肤，迭加寒凉之药，戕伐生机，终成阳虚寒凝，脉络瘀滞之候。方以黄芪扶正补虚，使气旺以促血行；桂枝辛散通经，功专温阳散寒，通痹开结；白芍、当归、鸡血藤补血活血，化瘀止痛；生姜、大枣和营解肌；珍珠母潜镇止痛；全蝎走动不居，善行经络瘀滞。

（2）精选医案 2

患者，男，69 岁。

临床表现：半年前因劳累后出现右足疼痛，继之疼痛部位出现簇集水疱，呈条带状分布，诊为"带状疱疹"，予"抗病毒、营养神经、止痛"等治疗（具体药物、药量不详）后，疱消痛不止，故来诊。刻下症见右足暗红色素沉着斑，呈带状分布，纳眠稍差，二便尚可，舌红夹瘀，苔黄厚腻，脉细滑。

中医诊断：带状疱疹后遗症（气血痹阻）。

治法：益气升阳活血，化瘀通络止痛。

处方：黄芪桂枝五物汤合四味健步汤加味。

黄芪 45g，桂枝 15g，白芍 15g，赤芍 30g，丹参 30g，怀牛膝 30g，石斛 30g，三棱 15g，莪术 15g，路路通 15g，大枣 10 枚，生姜 5 片。

10剂，水煎服。

二诊：疼痛较前减轻，在上方基础上加伸筋草15g，苏木10g，威灵仙10g，祛风除湿、舒筋活血，10剂，水煎服。

三诊：疼痛明显好转，患者脉沉，在上方基础上加制附子20g（先煎0.5h），细辛6g（先煎10min），温阳通络止痛，继服10剂，以资巩固。

按：带状疱疹后遗神经痛的病机是邪毒侵袭日久致阳气亏虚，营血不足，血行不畅，或素体虚弱，不能鼓动血液畅行，以致营卫失和，瘀血内阻，筋络失养，与《内经》中"不荣则痛""不通则痛"之意合。故方选黄芪桂枝五物汤温阳通络，调畅营血。方中以黄芪为主固表补中，温分肉，肥腠理，托里生肌，桂枝治卫升阳，共奏益气通阳之效，白芍入营理血，佐以生姜温中驱邪，益胃达邪，走而不守，大枣补益脾胃，五物营卫兼理。而四味健步汤是南京中医药大学黄煌教授的经验方，由白芍、怀牛膝、丹参、石斛组成，主要用来治疗下肢疼痛为特征的血瘀性疾病，其作用部位以血管为主。《神农本草经》载白芍能"除血痹……止痛"。怀牛膝，《神农本草经》有"主寒湿痿痹，四肢拘挛，膝痛不可屈伸"。石斛《神农本草经》亦说能"除痹"，四药合用治疗脚弱腰痛的病症，用在此处切中病机，且正对病位，一举两得。一诊时加赤芍、三棱、莪术破血行气、逐瘀止痛，加路路通以通络止痛，二诊时加伸筋草、苏木、威灵仙祛风除湿、舒筋活血止痛，三诊加制附子、细辛通阳行痹止痛。所用之方药皆对准"痛"之主症，既兼顾其"不荣、不通"之病机，又兼顾其病位，且随诊时，"观其脉证、知犯何逆、随证治之"，"谨守病机，无失气宜"，此之谓也。

三、变应性鼻炎

1. 疾病概况

变应性鼻炎的发生是机体与环境相互作用的结果，常年性变应性鼻炎患者因无法完全做到避免致敏原，故发病率较高，发作时对患者工作、学习、生活均造成较大影响，长期不治疗还可发展为哮喘等，亟须一种较为有效的治疗及控制方法。西药治疗主要以口服抗组胺药物为主，但疗效欠持久，反复用药不良反应也会增加，而且西药单药治疗效果并不理想。

中医学认为，常年性变应性鼻炎属于鼻鼽范畴，其中临床上以肺脾气虚型鼻鼽最多见，且患者往往感寒而发，多为年幼阳气未盛或年老阳气始衰，也有中年人因应酬过多，嗜食肥甘，聚集伤阳而发。本病的发生，为外因作用于内因，外因是风寒、戾气之邪侵袭；内因多为脏腑功能失调及个人禀赋体质特殊，脏腑功能失调多为肺、脾和肾脏虚损，导致肌表不固，鼻窍失养。变应性鼻炎的中医辨证分型可分为肺虚寒侵、脾虚湿困和肾虚水泛 3 种证型，但实际临床中以肺脾气虚证较为常见，因脾虚营气不足可致肺气虚，肺虚日久亦可导致脾虚，脾虚日久致后天气血生化不足，无以充养先天，从而导致肾虚。临床上，针对变应性鼻炎治疗应以补气健脾为核心，兼肺虚者则配伍温肺散寒之品，兼肾虚者配伍健脾药。

2. 临床运用

（1）黄芪桂枝五物汤加味治疗肺脾气虚型变应性鼻炎

方法：选取肺脾气虚型变应性鼻炎患者 120 例，采用随机平行对照试验方法，将入选者随机分成治疗组和对照组，每组 60 例。对照组患者夜间睡前口服氯雷他定片，一日 1 次，每次 10mg；治疗组每天服用黄芪桂枝五物汤加味，一日一剂，水煎 2 次，共取汁 900mL，分 3 次口服。两组均连续服药 10 天为一疗程，连续治疗两个疗程。比较两组患者治疗前后血清炎症因子水平和症状改善情况，评估疗效并观察不良反应。

结果：两组疗效比较，治疗组显效 38 例，有效 19 例，总有效率为 95%，对照组显效 26 例，有效 20 例，总有效率为 76.67%，两组比较治疗组的疗效优于对照组，差异有统计学意义（$P < 0.05$）。

两组症状和体征计分及血清炎症因子水平比较，与治疗前比较，治疗组和对照组治疗后症状和体征计分、IL-6 和 IL-8 水平均显著降低，差异有统计学意义（$P < 0.05$），且治疗组症状和体征计分、IL-6 和 IL-8 水平降低较对照组更显著，差异有统计学意义（$P < 0.05$）。

不良反应情况比较，两组患者治疗后，治疗组有 2 例出现不良反应，发生率为 3.33%；对照组有 17 例发生不良反应，发生率为 28.33%。两组不良反应发生率差异有统计学意义（$P < 0.05$）。但两组患者不良反应程度均较轻，均未用药干预。

结论：黄芪桂枝五物汤加味治疗肺脾气虚型变应性鼻炎效果良好，值得临床推广应用。

（2）黄芪桂枝五物汤合苍耳子散治疗肺气亏虚、风寒袭表型过敏性鼻炎

方法：选取符合条件的过敏性鼻炎患者 60 例，随机分为观察组和对照组，每组 30 人。观察组每日口服黄芪桂枝五物汤合苍耳子散全成分制剂，共 30 天；对照组每日鼻喷布地奈德鼻喷剂，共 30 天。两组分别于初诊首日、治疗结束时及治疗结束后 2 个月进行症状积分值评估，记录包括喷嚏、流清涕、鼻塞、鼻痒

等症状的积分值；并于初诊首日、治疗结束日清晨未进食前抽取两组患者外周血，6小时内送检，采用流式细胞术检测其外周血中 CD4+CD25+Treg 含量，同时监测患者体温、静息心率、血压、呼吸频率、肝功能和肾功能等安全性指标。

结果：观察组治疗结束时总有效率为 93.33%，治疗结束后 2 个月总有效率为 83.33%；对照组治疗结束时总有效率为 90.00%，治疗结束后 2 个月总有效率为 60.00%；两组总有效率治疗结束时比较无统计学差异（$P > 0.05$），治疗结束后 2 个月比较有统计学差异（$P < 0.05$）。

观察组治疗结束时显效率为 66.67%，治疗结束后 2 个月显效率为 50.00%；对照组治疗结束时显效率为 40.00%，治疗结束后 2 个月显效率为 16.67%；两组显效率治疗结束时、治疗后 2 个月比较都具有统计学意义（$P < 0.05$）。

观察组治疗前外周血 CD4+CD25+Treg 含量为（2.39±0.58）%，治疗结束时外周血 CD4+CD25+Treg 含量为（4.04±0.79）%；对照组治疗前外周血 CD4+CD25+Treg 含量为（2.53±0.48）%，治疗结束时外周血 CD4+CD25+Treg 含量为（4.25±0.85）%。两组治疗前与治疗结束时外周血 CD4+CD25+Treg 含量比较有统计学意义（$P < 0.05$）；两组治疗结束时外周血 CD4+CD25+Treg 含量比较无统计学差异（$P > 0.05$）。

结论：黄芪桂枝五物汤合苍耳子散治疗过敏性鼻炎（肺气亏虚、风寒袭表型）临床疗效肯定，优于布地奈德鼻喷剂，且后期复发率较低，值得在临床上推广使用。

3. 医案精选

（1）精选医案 1

患者，女，46 岁。

临床表现：患者晨起反复阵发性鼻塞、鼻痒、喷嚏和流水样鼻涕 5 年，每遇冷空气即发作，夏天稍缓解，近 2 月，上述症状频发，伴有动则出汗，背凉，少气懒言，手脚不温，纳差，大便稀薄，舌淡白，脉细缓，尺中小紧。

中医诊断：鼻鼽（肺脾气虚）。

治法：健脾补肺，温阳通窍。

处方：黄芪桂枝五物汤。

黄芪 30g，桂枝 12g，白芍 18g，大枣 9g，生姜 9g，苍耳子 9g，细辛 9g，蝉蜕 6g，炙甘草 6g。

每日一剂。

复诊：服药 10 天后，临床症状消失，查鼻黏膜淡红，水肿完全消失。继续服用 10 天巩固。

随访 1 年上述症状无复发。

按语：鼻鼽虚证，虽无痹证，但实为肺脾气虚，阴阳俱损，清窍失养，可表现为寸口关上微，尺中小紧；加之外邪侵犯鼻窍，脉络不通，肿胀甚至痉挛而发病，亦与风痹有相似之处，故以黄芪桂枝五物汤为基础方。黄芪桂枝五物汤以桂枝汤去甘草倍生姜，加入黄芪为君药，保留桂枝汤之祛风散寒，解表通窍之功，入黄芪为君药，则全方以健脾益气为主，倍生姜，配伍细辛不仅增温肺散寒解表之功，且生姜与大枣配伍可调和营卫，益卫固表，加苍耳子、蝉蜕引药入鼻以通窍息风止嚏。全方可达补气健脾，温肺化饮，益卫固表，祛风通窍，解痉止嚏之效，疗效持久，且本方中药物均为临床中常用无毒性药物，患者服用后未出现明显不良反应。

（2）精选医案 2

患者，女，40 岁。

临床表现：素有慢性支气管炎，2 个月前因感冒受寒复发，经服西药治疗，诸症俱减，但鼻塞流涕、恶风如故，每于清晨起床即发鼻痒，继而喷嚏频作，鼻塞不通，或流清涕，片刻后缓解。察其舌质淡红，苔薄白，脉浮缓无力。

西医诊断：过敏性鼻炎。

中医诊断：肺气虚寒，营卫失和。

处方：黄芪桂枝五物汤加炙甘草。

黄芪 30g，桂枝 10g，白芍 10g，大枣 12 枚，炙甘草 6g，生姜 10g。

每日 1 剂，水煎服。

复诊：服 4 剂后，症状减轻，效不更方，仍用原方 8 剂。恶风、鼻塞流涕尽除。

按：黄芪桂枝五物汤原书主治血痹，为邪气凝于血分也，所谓正虚之处，便是容邪之处，故本方以调养营卫为本，祛风散邪为末，旨在振奋阳气，温运血脉，调畅营卫。所以，凡气虚血滞、营卫不和者，皆可选用本方。本案患者肺气本虚，复感风寒，舌质淡红，苔薄白，脉浮缓无力，证属卫阳不固，肺窍不利，营卫失和。肺开窍于鼻，主气属卫。肺气虚寒、卫外不固、鼻窍不利则鼻塞流涕，微恶风寒，故治以黄芪桂枝五物汤补肺固表，温阳散寒，宣通肺窍，使肺气足、寒气散、营卫和，诸症自愈。黄芪补气固表，桂枝温经通阳，白芍养血益营，姜枣草调和营卫，诸药相协，温、补、通、调并用，共达益气温阳，和营通窍之效。

第六章 现代实验室研究概述

第一节 黄芪桂枝五物汤化学成分研究

黄芪桂枝五物汤化学成分目前国内外尚未见关于黄芪桂枝五物汤方剂化学成分的相关文献与报道，只有组方各单味药材化学成分的研究报道：如黄芪的主要化学成分为黄芪甲苷和毛蕊异黄酮苷等，桂枝的主要化学成分为桂皮酸及挥发油，白芍的主要化学成分为芍药苷、芍药内酯苷等。因此，本文主要从单味药材化学成分进行综述。

一、黄芪的化学成分

黄芪为豆科植物蒙古黄芪或膜荚黄芪的干燥根。黄芪是中国传统中药，主要含有皂苷类、黄酮类和多糖类成分。

采用80%乙醇提取，硅胶柱色谱分离及重结晶等方法从蒙古黄芪中分离鉴定出17种化合物，包括7种皂苷类化合物，分别为黄芪皂苷Ⅰ、黄芪皂苷Ⅱ、黄芪皂苷Ⅳ、异黄芪皂苷Ⅱ、膜荚黄芪皂苷Ⅱ、乙酰黄芪皂苷Ⅰ和异黄芪皂苷Ⅰ；2种异黄酮烷类化合物，分别为2′,4′-二甲氧基-3′-羟基异黄烷-6-O-β-葡萄糖苷和（3R）-8,2′-二羟基-7,4′-二甲氧基异黄烷；2种紫檀烷类化合物，分别为（6aR，11aR）9,10-二甲氧基紫檀烷-3-O-β-D-葡萄糖苷和（6aR，11aR）10-羟基-3,9-二甲氧基紫檀烷；4种异黄酮类化合物，包括芒柄花素-7-O-β-D-葡萄糖苷、芒柄花素-7-O-β-D-葡萄糖苷、毛蕊异黄酮和阿弗罗摩辛；其余2个化合物，分别为β-谷甾醇和胡萝卜苷。

结合各种柱色谱方法进行分离纯化，从蒙古黄芪中分离得到12个成分，包括6种皂苷类化合物，分别为黄芪皂苷Ⅰ、黄芪皂苷Ⅱ、黄芪皂苷Ⅳ，黄芪皂苷

Ⅶ、异黄芪皂苷Ⅱ和大豆皂苷Ⅰ；2种紫檀烷类化合物，分别为（6aR，11aR）3-羟基-9,10-二甲氧基紫檀烷和（6aR，11aR）9,10-二甲氧基紫檀烷-3-O-β-D-葡萄糖苷；1种异黄酮烷类化合物（3R）8,2′-二羟基-7,4′-二甲氧基异黄烷；其余3个化合物，分别为龙胆黄素、大黄素和熊果酸。

从蒙古黄芪70%乙醇提取物中分离得到16个化合物，包括3种皂苷类化合物，分别为黄芪皂苷、异黄芪皂苷Ⅱ、黄芪皂苷Ⅷ；1种紫檀烷类化合物（6aR，11aR）-9,10-二甲氧基紫檀烷-3-O-β-D-葡萄糖苷；1种异黄酮烷类化合物7,2′-二羟基-3′,4′-二甲氧基异黄烷-7-O-β-D-葡萄糖苷；6种黄酮类化合物，分别为芒柄花素、毛蕊异黄酮、染料木素、芒柄花苷、毛蕊异黄酮苷、红车轴草素-7-O-β-D-葡萄糖苷；3种核苷类化合物，分别为腺嘌呤核苷、鸟嘌呤核苷、尿嘧啶核苷；其余1个化合物为胡萝卜苷。

黄芪中含有的多糖成分主要为葡聚糖和杂多糖。此外，黄芪中还含有多种氨基酸和微量元素成分。

二、桂枝的化学成分

桂枝为樟科植物肉桂的干燥嫩枝。桂枝中主要含有有机酸类和挥发油类成分。有机酸类成分以桂皮酸为主，还含有少量的2-甲氧基桂皮酸、反式-邻羟基桂皮酸、4-羟基苯甲酸、原儿茶酸、苯甲酸、对羟基苯甲酸等成分。挥发油类成分以桂皮醛为主，还包括桂皮醇、甲氧基桂皮醛、苯甲醛、3-羟基苯甲醛、苯丙醛、原儿茶醛、香草醛、4-羟基-2-甲氧基反式肉桂醛、3,5-二甲氧基-4-羟基反式桂皮醛、丁香醛等近200多种挥发油成分。

三、白芍的化学成分

白芍为毛茛科植物芍药的干燥根。白芍中主要含有单萜苷类和酚类化合物。

采用硅胶柱色谱、SephadexLH-20柱色谱、ODS柱色谱等分离手段，从白芍中分离并鉴定了15个化合物，包括芍药苷、芍药内酯苷、4-O-没食子酰白芍苷、没食子酰芍药苷、6′-O-没食子酰白芍苷、6-O-没食子酰基-β-D-吡喃葡萄糖、邻苯三酚、没食子酸、没食子酸甲酯、没食子酸乙酯、儿茶素、1,2,3,4,6-五没食子酰葡萄糖、二（2-乙基己基）邻苯二甲酸酯、蔗糖和β-谷甾醇。

采用大孔吸附树脂技术从芍药根有效部位中分离得到6个化合物，分别为苯甲酸、没食子酸、没食子酸乙酯、芍药苷、氧芍药苷和苯甲酰芍药苷。

采用高效液相色谱-电喷射质谱联用技术分离鉴定了白芍乙醇提取物中的8

种化学成分,分别为芍药内酯苷、异芍药苷、芍药苷亚硫酸酯、没食子酰基芍药苷、芍药苷、苯甲酰芍药苷、氧化芍药苷和苯甲酰氧芍药苷。

此外,白芍中还含有黄酮类和糖类化合物。

四、生姜的化学成分

生姜为姜科植物姜的新鲜根茎。生姜中主要含有姜辣素类、挥发油类和二苯基庚烷类化合物。姜辣素类成分包括姜醇类、姜烯酚类、姜酮类、姜二酮类、姜二醇类等不同类型成分。挥发油类成分主要为萜类物质,包括单萜和倍半萜类成分。二苯基庚烷类成分可分为线性二苯基庚烷类和环状二苯基庚烷类化合物。

宣伟东等采用乙醇提取、硅胶柱色谱、凝胶柱色谱进行分离和纯化的方法,从生姜乙酯部位分离得到12个化合物,分别为三十一烷醇、正二十四烷酸、β-谷甾醇、1-羟基-7-甲氧基酮、优酮、1,6-二羟基酮、8-姜酚、6-姜酚、6-姜烯酚、1-去氢姜辣二酮、3,5-二酮-1,7-二-(3-甲氧基-4-羟基)苯基庚烷和(3S,5S)-3,5-二羟基-1-(4-羟基-3-甲氧基苯基)癸烷。

五、大枣的化学成分

大枣为鼠李科植物的干燥成熟果实。大枣中主要含有糖类、有机酸及其酯类、皂苷类、生物碱类、黄酮类等成分。

郭盛采用硅胶柱层析及聚酰胺柱层析等色谱技术从大枣的水提取物和乙醇提取物中分离得到11个化合物,分别为(2S,3S,4R,8E)-2-[(2′R)-2′羟基二十四烷酰胺]-8-十八烯-1,3,4-三醇、1-O-β-D-吡喃葡萄糖-(2S,3S,4R,8E)-2-[(2′R)-2′羟基二十四烷酰胺]-8-十八烯-1,3,4-三醇、2α-羟基齐墩果酸、2α-羟基乌苏酸、3β,6β-豆甾烷-4-烯-3,6-二醇、β-谷甾醇、胡萝卜苷、十七烷酸、二十四烷酸、芦丁。

第二节 黄芪桂枝五物汤的药理研究

一、全方药理作用

1. 对糖尿病周围神经病变的治疗作用

近年来,大量研究报道证实了黄芪桂枝五物汤能够用于糖尿病周围神经病变的治疗。随机选择 118 例糖尿病周围神经病变患者开展实验，观察黄芪桂枝五物汤对糖尿病周围神经病变的疗效及神经传导速度的影响，结果表明，黄芪桂枝五物汤可以通过改善神经传导功能和降低血液黏稠度来治疗糖尿病周围神经病变。随机选择 12 例糖尿病周围神经病变患者开展实验，观察黄芪桂枝五物汤的疗效和安全性，结果表明，黄芪桂枝五物汤能够改善糖尿病周围神经病变的症状，并减慢神经传导的速度。

2. 对心脑血管的保护作用

观察黄芪桂枝五物汤加味联合常规西医疗法治疗急性心肌梗死 PCI 术后再灌注损伤的临床疗效，并探讨其疗效机理，结果表明，黄芪桂枝五物汤可通过保护血管内皮及防治炎症反应、改善血凝-纤溶系统功能、防治微血栓等方面有效地治疗急性心肌梗死术后引起的再灌注损伤。将黄芪桂枝五物汤用于脑梗死的治疗，取得较好的治疗效果，其机制可能与其下调促炎因子表达、减轻炎症反应、减少血管内皮损伤、保护脑组织细胞有关。

3. 抗炎镇痛作用

采用热板法、醋酸扭体法镇痛实验模型，证实黄芪桂枝五物汤有明显的抗炎、镇痛作用。

4. 其他药效

黄芪桂枝五物汤还具有增强免疫、止痒，治疗冻伤、顽固性荨麻疹、多发性神经炎、白细胞减少症、增生性骨关节病、糖尿病肾病、疲劳综合征、特发性水肿、消化性溃疡等多种药理作用。

二、组方各药物的药理研究

（一）黄芪

1. 对免疫功能的影响

（1）增强体液免疫作用　黄芪对正常机体的抗体生成功能有明显促进作用。体液免疫是由抗体介导的，血清中抗体水平高低是评估其免疫状况的重要指标之一。研究表明，通过注射黄芪多糖观察感染李斯特菌的小鼠，小鼠血清中 IgG 滴度显著提高，说明黄芪多糖能够促进 B 细胞的活化、增殖，增强宿主的体液免疫和细胞免疫来保护宿主抵抗胞内菌的感染。

（2）增强细胞免疫功能　细胞免疫是由 T 细胞结合抗原后，活化、增殖分化为效应细胞，通过直接杀伤靶细胞或产生多种细胞因子来发挥效应。采用"细胞毒"和"MTT"法，发现黄芪能提高氢化可的松致免疫功能低下小鼠 T 细胞总数及 CD_4、CD_8 细胞百分率和 CD_4/CD_8 细胞比值，促进刀豆蛋白 A 诱导的小鼠脾淋巴细胞的增殖，且本身具有丝裂原的作用，表明黄芪对细胞免疫功能具有促进作用。

（3）增强非特异性免疫功能　实验发现膜荚黄芪茎叶总黄酮能增加氢化可的松模型小鼠脾脏的质量；增加抗体形成细胞的数量；增强单核巨噬细胞的吞噬功能，表明黄芪对机体非特异性免疫及特异性体液免疫具有增强作用。黄芪不仅能促进小鼠 PMQ 细胞因子的分泌而且还可以提高小鼠 PMQ 细胞杀瘤活性，提示黄芪有刺激巨噬细胞活性的作用。

（4）免疫调节功能　黄芪对免疫功能有着较广泛的影响。研究表明，黄芪多糖通过提高细胞表面黏附分子的表达、促进淋巴细胞与内皮细胞的黏附从而促进淋巴细胞再循环，发挥免疫增强作用。黄芪多糖可诱导脐血单核细胞定向分化为功能成熟的树突状细胞（DCs），黄芪多糖诱导的 DCs 具有明显刺激同种异体 T 细胞增殖的能力，且随 DCs 数量增加而作用增强。

（5）对干扰素的诱生作用　黄芪煎剂可明显提高某些病人白细胞诱生干扰素的能力，对病毒在小鼠体内诱生干扰素的能力也具有提高作用。

2. 抗衰老作用

人体内自由基的增加是衰老的主要原因。实验表明，黄芪能提高老年大鼠血浆 T3、T4 水平，可显著提高老年大鼠的血浆皮质醇含量，对肾上腺轴具有显著的调整作用，对神经内分泌系统亦有一定的调节作用，这也是中药抗衰老作用的一个方面。黄芪对自然衰老大鼠大脑皮质、海马、纹状体等部位降低的 M 胆碱受体数目有显著的上调作用。实验表明，黄芪多糖能显著提高大鼠超氧化物歧化酶（SOD）、过氧化氢酶（CAT）及谷胱甘肽-过氧化物酶（GSH-PX）的活力，降低血浆、脑匀浆及肝匀浆中过氧化脂质（LPO）水平，说明黄芪多糖有较好的抗氧化作用。贺建荣等采用 Feuton 反应法检测自由基，采用邻苯三酚自氧化比色分析检测超氧阴离子自由基，结果显示黄芪总黄酮对上述自由基均有较强的清除作用，且清除能力均与浓度呈明显的显效关系，IC50 分别为 0.024mg/mL 和 0.09mg/mL。

3. 提高机体抗应激能力

（1）抗疲劳作用　对小鼠的抗疲劳实验表明，参芪合剂具有明显的抗疲劳作用。临床实验表明，参芪合剂有加速疲劳恢复，增强心肌收缩力，改善心脏功能的作用，能使大运动量训练后的尿蛋白呈下降趋势。可以延长睡眠，增加食欲。

（2）耐低温作用　黄芪多糖可明显增加小鼠的耐低温作用，但无明显耐高温现象。

（3）抗缺氧作用　研究表明，黄芪多糖具有明显减少全身耗氧及增加组织耐缺氧两方面的作用。

4. 对心脑血管的作用

（1）对心脏的作用　黄芪具有强心作用，黄芪皂苷Ⅳ是正性肌力作用的主要活性成分，不但对正常和心功能受抑制大鼠左室表现正性肌力作用，并且对收缩和舒张功能均有改善作用，而不增加心肌耗氧量。此外，黄芪还具有心肌保护作用，其对心肌缺血缺氧、缺血/再灌注损伤、缺氧缺糖/复氧复糖损伤、感染病毒以及药物中毒的心肌均有明显的保护作用。

（2）对血压的影响　黄芪对血压具有双向调节作用。有资料表明，黄芪具有利尿降压，降低肺动脉压及右心前负荷，扩张周围阻力血管，降低动脉压，从而改善心功能的作用，同时对冠状动脉有直接扩张作用。黄芪能增加人体总蛋白和白蛋白量，降低尿蛋白，并通过强心增加心搏出量和扩张血管达到降血压或升血压的作用。研究显示，黄芪急性腹腔注射在观察的各时间点上对所有的大鼠均无急性降压作用，而长期连续腹腔注射黄芪却明显地抑制了自发性高血压大鼠血压的进一步升高，并有逐渐下降趋势，而未给药的自发性高血压大鼠血压比实验开始前却进一步升高。黄芪对正常大鼠血压无明显作用，且控制血压作用与剂量有关，给药剂量越大，自发性高血压大鼠血压下降趋势越明显。

5. 对血液系统的影响

黄芪对造血功能障碍有明显的保护作用，对血细胞数下降也有明显的回升作用。研究发现，黄芪对血糖具有调节作用：黄芪多糖（APS）能使葡萄糖负荷小鼠、肾上腺素引起的高血糖小鼠、苯乙双胍引起的低血糖小鼠、噪声引起的大鼠肝糖原增加均有明显对抗作用。另外，它对血液流变学也有影响，服用黄芪后，血液流变学的各项指标均由异常降为正常，说明黄芪有降低血液黏稠度的作用，对治疗和预防心血管疾病有良好的作用。

6. 对泌尿系统的作用

黄芪对肾脏有保护作用，APS 可以明显减轻肾小球系膜的病理改变。推测可能是通过抑制 IL6 的分泌而抑制系膜增生，从而保护肾脏。黄芪煎剂给大鼠皮下注射或麻醉犬静脉注射均有利尿作用，研究表明：0.5g/kg 的利尿效价与氨茶碱 0.05g/kg 或氢氯噻嗪 0.02mg/kg 相当（大鼠皮下注射），且利尿作用持续时间长。

7. 对肝脏的保护作用

用四氯化碳诱导大鼠肝纤维化模型，观察黄芪对血清透明质酸（HA）、肝组织纤维化评分及细胞间黏附分子表达的影响，结果发现黄芪组肝组织纤维化评分及血清 HA 明显低于模型组，肝组织中黏附分子阳性细胞数也明显减少，提示黄芪有良好的抗肝纤维化作用，其机制可能与抑制肝细胞中黏附分子的表达有关。黄芪尚能抑制脂肪氧化酶，减少脂多糖的生成，提高肝脏谷胱甘肽含量，抗自由基、调节代谢、保护线粒体等。

8. 抗菌、抗病毒作用

黄芪对多种细菌有抑制作用，如炭疽杆菌、肺炎球菌、白喉杆菌等。此外，黄芪具有广谱的抗病毒作用，能有效保护小鼠免受流感病毒的感染，对口腔炎病毒也有抑制作用。

9. 抗肿瘤作用

运用黄芪多糖对 3 个品系的小鼠、6 种细胞系瘤株移植后的抑瘤作用进行了试验，研究表明黄芪多糖对小鼠 S180、H22、裸小鼠的 Anip973、人 HC 腹水型细胞瘤株均有明显的抑制作用。

（二）桂枝

1. 抗病毒作用

桂枝挥发油及其含药血清与桂皮醛能明显抑制甲型流感病毒（H_1N_1）在 MDCK 细胞中的增殖，作用机制可能与其激活 TLR7 信号通路、活化 IRAK-4、诱导 IFN-β 高表达有关；桂枝挥发油与桂皮醛在鸡胚内具有良好的抗流感病毒作用，其机制与调控模型小鼠血清细胞因子 IL-2、IL-6、TNF-α 分泌水平及提高外周血 T 细胞亚群的比例有关，也可能与激活 TLR7 信号通路及促进 IFN 的分泌有关。原儿茶酸对阿尔茨海默病（AD）细胞模型有保护作用，对 $A\beta_1$-42 诱导的 PC12 细胞有毒性杀伤作用，其机制可能与增加自噬水平有关。

2. 抗菌作用

桂枝乙酸乙酯和正丁醇萃取物中桂皮醛对意大利青霉和指状青霉有较好的抑菌效果。桂皮醛还能有效抑制青霉菌、黑曲霉菌、黄曲霉菌和米曲霉菌的生长，也能抗白色念珠菌，其机制主要与抑制生物膜形成有关。

3. 降糖作用

桂皮醛可以通过上调小鼠骨骼肌 GLUT4 基因水平的表达来下调血糖，也可增强对高血糖条件下生成的活性氧的抗氧化防御，从而保护胰岛 β 细胞免受丢失，产生降血糖作用。

4. 解热、抗炎作用

刘新华等采用高效液相色谱法建立桂枝色谱分析条件并测定特征性成分含量，以大鼠解热实验观察桂枝提取物解热效应，表明桂枝的桂皮酸与解热作用具有相关性。桂枝汤中桂皮醛有很强抑制前列腺素 E_2（PGE_2）分泌的作用，进而发挥解热、抗炎作用，其机制是抑制 COX-2 和 mPGES-1。桂枝挥发油具有良好的抗炎、增强免疫及促软骨细胞增殖等综合药理活性。白芍和桂枝配伍后，抗炎作用显著增强，两者具有协同作用。

5. 抗过敏作用

采用小鼠迟发型超敏反应及皮肤毛细血管通透性增高模型观察桂枝不同萃取部位的抗过敏作用，实验证实桂枝去油水煎液、乙酸乙酯部位与水提部位有抗过敏作用，其机制可能与抗过敏介质（如 His，5-HT）效应有关。

6. 抗凝血作用

比较桂枝－桃仁配伍与单味药给药小鼠后对小鼠出、凝血时间和凝血酶时间的影响，证实桂枝、桃仁配伍后较单药桂枝抗凝血作用更强，临床上用于治疗瘀血内结的各种病证。

7. 抗肿瘤作用

桂皮醛能引起人肝癌 PLC/PRF/5 细胞的凋亡和对人胃癌细胞 BGC-823 的增

殖具有抑制作用并能诱导其凋亡，其机制分别与促凋亡 Bcl-2 家族蛋白和 MAPK 级联路径的激活有关和可能与内源性凋亡途径的激活有关。桂皮酸单用或与顺铂联用可明显抑制肝癌细胞 MHCC97 的增殖并诱导其凋亡，其机制可能与激活 caspase-3 表达有关。桂皮酸还具有抑制肝癌 Bel-7402 细胞生长及促进其凋亡的作用，可能是通过促进 Bax 蛋白转位至线粒体，从而刺激 cyto-chromec 释放至胞浆，激活 caspase 蛋白而导致肿瘤细胞凋亡。原儿茶酸（PCA）能够抑制小鼠乳腺癌细胞的迁移和侵袭，其作用机制可能与 MMP-2 无关。桂枝的主要成分肉桂酸在低浓度时抑癌活性强，桂枝 60% 乙醇提取物均能显著抑制 MCF-7 乳腺癌细胞生长。

8. 镇静、抗焦虑作用

通过设立桂枝给药组、生理盐水对照组、桂皮醛阳性对照组，观察各组对大鼠中枢神经系统的影响，实验结果表明桂枝对大鼠中枢神经系统具有镇静和抗焦虑作用，随着用药剂量的增加镇静作用增强。

9. 扩血管作用

以原儿茶酸（PCA）对 ApoE 基因敲除小鼠血管内皮舒张功能为指标观察得出以下结果。PCA 可以改善血管内皮舒张功能，其机制可能与激活 eNOS—NO—cGMP 通路有关。

10. 神经保护作用

运用多种色谱方法对桂枝体积分数 90% 乙醇提取物的化学成分进行分离并采用建立体外脂多糖（lipopolysaccharide，LPS）激活 N9 小胶质细胞异常活化的筛选模型对所分离化合物的活性进行评价，从桂枝乙醇提取物中分离得到 10 个化合物，其中化合物 3 肉桂醇能够较好地抑制 LPS 刺激的 N9 小胶质细胞 NO 释放，在其发挥抑制作用的浓度范围内不影响小胶质细胞的存活率。

（三）白芍

1. 对免疫系统的作用

白芍水煎剂对巨噬细胞功能有明显的促进作用；对细胞免疫功能有一定的调节作用。白芍水煎液可拮抗环磷酰胺对外周血 T 淋巴细胞的抑制作用，使之恢复正常水平，表明白芍可使免疫处于低下状态的细胞免疫功能恢复正常。白芍总苷既对腹腔巨噬细胞的吞噬功能有调节作用；还有使正常小鼠迟发型超敏反应增强的作用。另据报道，白芍总苷（0.04mg/L）可促进体外刀豆素A时间依赖地诱生T淋巴细胞，并分别拮抗环孢霉素A抑制Th细胞和左旋咪唑抑制Ts细胞的作用。

2. 对中枢神经系统的作用

白芍有明显的镇静作用。它的镇静作用被认为是抑制大脑皮层的作用。白芍对戊四氮、士的宁诱发的惊厥均有对抗作用。白芍总苷对大鼠睡眠节律有明显的影响。小鼠扭体反应实验证明，白芍总苷还分别加强吗啡、可乐定等抑制小鼠扭体反应，提示白芍总苷有镇痛作用。另外，通过研究芍药甘草汤解痉止痛作用机理时发现，白芍抑制副交感神经末梢乙酰胆碱的游离，具有突触前抑制作用。芍药苷对人工发热的小鼠有解热作用。白芍总苷对东莨菪碱引起的小鼠学习和记忆获得不良有改善，而对乙醇造成的小鼠记忆的巩固不良及记忆再现缺失无明显影响，另外观察到白芍总苷能增强正常小鼠的学习和短时记忆，但不影响其长时记忆。

3. 消化系统的作用

白芍能抑制副交感神经的兴奋性而存在解痉作用。以白芍为主的方剂可治疗包括便秘、腹泻、腹胀、阴寒、脾虚等肠道应激性综合征，总有效率90.5%。白芍还可在动物模型中对胃肠道电运动有明显的抑制作用，并与中药柴胡相反。甘草、白芍水提合剂（0.21mg）对兔肠管平滑肌运动有明显的抑制作用，两者合用较其单用效果好，并且降频率作用较降幅作用强。其主成分芍药苷对豚鼠、大鼠的离体肠管和在体胃运动以及大鼠子宫平滑肌均有抑制作用，并能拮抗催产素引起的收缩。芍药苷对由于紧张刺激而诱发的大鼠消化道溃疡有明显抑制作用。复方白芍能明显地降低SGPT和SB，使肝小叶中央静脉扩张充血，肝索排列恢复正常，肝细胞轻度颗粒变性，未见肝细胞脂肪及嗜酸性变。

4. 对心血管系统的作用

白芍水溶物可明显延长异丙肾上腺素所致心肌缺氧的存活时间，对抗由垂体后叶素引起的大鼠心电图变化，从而增加小鼠心肌的营养性血流量。白芍总苷能使离体兔耳血管扩张。此外，它还有增强NA的升压作用，尤以收缩压更为明显。

5. 抗炎作用

白芍总苷对大鼠多发性关节炎有明显的防治作用。该药不仅可改善临床症状与体征以及降低红细胞沉降率与类风湿因子滴度，而且对类风湿关节炎患者的异常免疫功能，如外周血单核细胞产生 IL-1 水平、外周血淋巴细胞的致分裂素反应与产生 IL-2 水平以及 IL-2 受体密度，抑制性 T 细胞的数目等均有恢复作用。白芍、甘草水煎液对巴豆油致小鼠耳郭肿胀、醋酸所致小鼠腹腔炎症及毛细血管通透性均有明显的抑制作用。

6. 抗应激作用

实验研究表明，从白芍提取出的白芍总苷（5～40mg/kg）腹腔注射呈剂量依赖性延长小鼠常压缺氧存活时间；白芍提取物能提高动物对高温刺激的耐受力。

7. 抗病原微生物的作用

白芍煎剂在试管内对志贺氏痢疾杆菌有抑菌作用。此外，还能抑制葡萄球菌，酊醇剂能抑制绿脓杆菌。白芍浸剂对某些致病性真菌亦有抑制作用，对化脓性球菌，消化道致病菌和机会致病菌，如大肠杆菌、绿脓杆菌、草绿色链球菌等，均有不同程度的抗菌作用。白芍具有抗菌作用强、抗菌谱广的特点。白芍总苷具有直接抗病毒作用，其 250mg/L 能使水疱性口炎病毒效价下降 2.22 个对数值。

（四）生姜

1. 抗运动疲劳作用

较低浓度下（＜0.125mg/mL），生姜黄酮清除自由基的能力较强（与同标准维生素 C 相当，甚至超过维生素 C）。用生姜粉喂养大鼠，丙二醛（MDA）水平明显降低，血清硒（Se）含量和超氧化物歧化酶（SOD）、谷胱甘肽过氧化物酶活性均增高（$P < 0.01$），说明生姜具有非常强的抗氧化作用。腹腔注射生姜水可显著延长小鼠负重游泳测试存活时间、转轮耐力时间和爬绳耐力时间（高浓度组优于低浓度组），$P < 0.05$，差异有统计学意义。说明生姜有显著的抗运动疲劳作用。

2. 抗炎作用

生姜提取物在高剂量时可降低炎症反应。隔姜灸可明显降低患者关节疼痛、肿胀、压痛的个数与程度，明显缩短晨僵时间，在临床症状及症状总评分等指标上优于雷公藤多苷片（$P < 0.05$）。

3. 抑菌作用

6-姜酚对体外幽门螺杆菌的抑制作用很强，最小抑菌浓度为 1.00mg/mL，机理可能是 6-姜酚与幽门螺杆菌生长所需酶发生了相互作用，抑制了幽门螺杆菌的生长。生姜在 1∶1 浓度和 1∶4 浓度时对痢疾杆菌、大肠杆菌、蜡样芽孢杆菌、金黄色葡萄球菌具有抑菌作用。

4. 止吐作用

咀嚼鲜生姜片配合西药治疗呕吐的效果很好，此法还具有缓解口干、预防口腔溃疡的作用，且简单易行、安全可靠。

5. 抗肿瘤作用

生姜醇提物具有抗肿瘤作用，可作为肺腺癌的治疗药物，其机制可能与其抗氧化及清除自由基的作用有关。

6. 降糖作用

生姜醇提物组小鼠的血糖、血清肌酐、尿素氮含量和肾组织丙二醛明显低于生理盐水组，而超氧化物歧化酶活力指标则相反（$P < 0.05$）。这说明生姜醇提物可降低小鼠血糖，且对糖尿病所致的肾损伤有保护作用。

7. 对胃黏膜的保护作用

生姜粉＋阿司匹林可明显改善阿司匹林引起的胃黏膜损伤，对胃黏膜有保护作用。

（五）大枣

1. 增强免疫的作用

研究发现大枣中性多糖不仅对活化的和未活化的小鼠脾细胞有促进自发增殖的作用，且对具有培养反应的混合淋巴细胞也有促进增殖的作用。研究证明给小鼠应用 100% 的红枣 8h 和 50% 的红枣 16h 后，体内单核-巨噬细胞系统的吞噬功能显著提高；大枣多糖可使气血双虚型大鼠的胸腺皮质和脾小节明显增厚、增大，胸腺皮质淋巴细胞数和脾淋巴细胞增多，从而使胸腺和脾脏萎缩情况得到好转。通过对小鼠口服80%乙醇提取的大枣多糖16mg/kg，发现小鼠脾小结内部的淋巴细胞、鞘内淋巴细胞逐渐增多，密集化，边缘区发生增厚，生发中心逐渐清晰，均表明了大枣能有效地促进小鼠脾细胞组织结构和免疫功能的改善。给小鼠灌胃100%大枣汁可抑制放疗引起的小鼠胸腺和脾脏的萎缩，使得胸腺皮质变厚，脾小结增大，减轻了由于放射引起的大鼠造血功能抑制，说明大枣对放疗小鼠免疫功能也具有一定的保护作用。

2. 抑制肿瘤的作用

运用MTT法研究大枣中性多糖（JDP-N）对小鼠巨噬细胞分泌肿瘤坏死因子及其mRNA表达水平的影响，发现JDP-N无直接杀伤肿瘤细胞作用，但可通过免疫调节作用，平衡细胞因子和炎症介质的含量，发挥间接的抗癌作用。通过对荷瘤BALB/c裸鼠注射不同剂量大枣多糖注射液，发现大枣多糖对S-180瘤细胞具有一定的杀伤效应，且呈剂量依赖关系。分析给予大枣提取物的小鼠的DNA片段，证实了大枣提取物可以诱导肿瘤细胞死亡。通过制作肺癌小鼠模型，研究发现大枣提取物能明显增加调控细胞增殖的信号小分子在细胞间流通，对抗了癌细胞的大量增生。

3. 抗氧化作用

大枣多糖被认为是抗氧化的主要活性成分，以抗氧化剂维生素C作为比较标准，研究发现在半仿生的生理条件下，大枣多糖的清除能力依次为：活性氧＞羟基自由基＞氧自由基，结果提示大枣多糖具有抗氧化作用。以山东大枣为研究对象，用体外清除羟基自由基的检测方法，发现清除率高达48.5%，进一步证实了大枣多糖具有抗氧化的作用。枣皮红色素中含有抗氧化活性成分，且与其抗氧化活性呈一定正相关。

4. 保肝作用

采用CCl_4复制家兔化学性肝损伤模型，并用红枣煎剂喂养一周，发现家兔的血清总蛋白和白蛋白明显增多，说明红枣有保护肝脏的作用。以CCl_4复制家兔肝损伤模型，研究了不同剂量的大枣多糖对肝脏保护作用，结果表明200mg/kg和400mg/kg的大枣多糖均能显著降低模型家兔的丙氨酸转氨酶活力，另有实验也发现了大枣对扑热息痛、CCl_4 等引起的小鼠急性肝损伤的保护作用。

5. 抗过敏作用

研究证明大枣具有抗过敏的作用，其机制可能是大枣可使白细胞内 cAMP 含量增高，故口服含有大枣的方剂，其靶细胞内的 cAMP/cGMP 值均明显升高。

6. 其他作用

除上述几种药理作用外，还做了大枣抗疲劳的有关实验，发现大枣具有明显的抗疲劳作用。此外，还做了大枣发酵液延长小鼠对缺氧的耐受时间的实验，表明了大枣具有良好的抗缺氧作用。还有报道认为大枣汁对高脂血症小鼠的血脂水平具有显著的改善作用。

参考文献

[1] 李杰辉. 以黄煌教授医案为主的黄芪桂枝五物汤方证研究 [D]. 广州中医药大学, 2016.

[2] 陈姗姗. 黄芪桂枝五物汤防治奥沙利铂周围神经毒性的系统评价及 Meta 分析 [D]. 南京中医药大学, 2018.

[3] 范颖, 乔铁, 滕飞. 黄芪功效主治的衍化及其应用与发展 [J]. 中华中医药杂志, 2010, 25（08）: 1164-1167.

[4] 李茂艳. 桂枝的临床应用 [J]. 中国中医药现代远程教育. 2013, 15: 0127-02.

[5] 宋永刚.《本经》芍药功效释义 [N]. 中国中医药报, 2011-11-17（004）.

[6] 荆功军. 生姜与大枣的临床应用 [J]. 求医问药（下半月）, 2012, 10（10）: 547.

[7] 闫冬梅, 陶庆文, 闫云婷. 血痹源流与发展 [J]. 国医论坛, 2000（04）: 18-19.

[8] 刘佳佳, 林树元, 曹灵勇. 试论太阴中风证及主治方药黄芪桂枝五物汤 [J]. 中华中医药杂志, 2018, 33（04）: 1291-1293.

[9] 李强. 运用"益气通阳法"治疗肩关节周围炎临床观察 [J]. 中医临床研究, 2017, 9（30）: 80-82.

[10] 吴天河. 浅谈黄芪桂枝五物汤的组方与妙用 [A]. 中华中医药学会. 中医理论临床应用学术研讨会论文集 [C]. 2007: 2.

[11] 丁红雨. 加味黄芪桂枝五物汤治疗糖尿病周围神经病变的疗效及不良反应率观察 [J]. 名医, 2018（09）: 221+223.

[12] 李红梅. 加味黄芪桂枝五物汤联合针刺治疗糖尿病周围神经病变临床观察 [J]. 黑龙江医学, 2018, 42（09）: 875-876.

[13] 刘静, 周克飞, 李静. 黄芪桂枝五物汤联合西药治疗糖尿病周围神经病变的疗效观察 [J]. 中国医院用药评价与分析, 2018（08）: 1041-1042+1044.

[14] 戴琴, 徐骁. 黄芪桂枝五物汤加味联合玉女煎治疗糖尿病周围神经病变临床研究 [J]. 陕西中医, 2018, 39（04）: 482-484.

[15] 张立赟. 黄芪桂枝五物汤联合甲钴胺片治疗糖尿病周围神经病变的临床效果 [J]. 深圳中西医结合杂志, 2018, 28（06）: 42-43.

[16] 陈国铭, 钟晓莹, 赵金龙, 等. 黄芪桂枝五物汤治疗糖尿病周围神经病变靶点预测与机制探讨 [J]. 中国实验方剂学杂志, 2018, 24（08）: 214-222.

[17] 吕涛, 李晨, 范尧夫. 加味黄芪桂枝五物汤治疗糖尿病痛性神经病变 30 例 [J]. 中医学报, 2018, 33（01）: 59-61.

[18] 崔名芳, 赵明刚. 黄芪桂枝五物汤治疗糖尿病周围神经病变的探讨 [J]. 光明中医, 2010, 25（07）: 1157-1158.

[19] 王艳晓, 崔云竹. 崔云竹教授中医治疗糖尿病周围神经病变经验 [J]. 世界最新医学信息文摘,

2018，18（24）：203+206.

[20] 罗红云，蒋兴磊. 蒋兴磊治疗糖尿病周围神经病变经验 [J]. 湖南中医杂志，2011，27（06）：40-41.

[21] 丁欣悦. 王凡教授活用黄芪桂枝五物汤治疗糖尿病周围神经病变临证经验 [J]. 亚太传统医药，2018，14（04）：126-127.

[22] 徐志强，周青. 周青从虚从瘀论治糖尿病周围神经病变经验举隅 [J]. 山西中医，2017，33（04）：7-9

[23] 张洪阳，韩新生，徐建可，等. 黄芪桂枝五物汤联合尼莫地平治疗脑梗死的疗效观察 [J]. 实用中西医结合临床，2017，17（12）：45-47.

[24] 李东晓，刘淑娟. 高洪春治疗冠心病验案四则 [J]. 山东中医药大学学报，2001（04）：268-269.

[25] 姜淼，张凤杰，佐炳会，宋微珩. 黄芪桂枝五物汤辅助治疗对脑梗死恢复期患者的影响 [J]. 世界中医药，2017，12（07）：1555-1558.

[26] 黄义松，黄永回，张鸢娇. 壮医莲花针拔罐逐瘀法联合黄芪桂枝五物汤加附子治疗脑梗死偏身麻木疗效观察 [J]. 广西中医药，2013，36（04）：26-28.

[27] 范青红，刁建新. 黄芪桂枝五物汤加减治疗脑梗死临床观察 [J]. 中国中医急症，2012，21（05）：834-835.

[28] 陈博. 加减黄芪桂枝五物汤治疗缺血性中风恢复期气虚血瘀证临床观察 [D]. 湖北中医药大学，2010.

[29] 张义. 黄芪桂枝五物汤临床应用心得 [J]. 中国中医药现代远程教育，2018，16（05）：84-85.

[30] 李淼. 黄芪桂枝五物汤新用 [J]. 河北中医，2003（02）：119.

[31] 白可公. 黄芪桂枝五物汤加味治疗98例冠心病心绞痛患者疗效观察 [J]. 海峡药学，2012，24（12）：134-135.

[32] 魏凯. 加味黄芪桂枝五物汤联合麝香保心丸治疗冠心病心肌梗死的疗效观察 [J]. 四川中医，2017，35（11）：210-212.

[33] 于圣仕. 黄芪桂枝五物汤加味治疗142例冠心病心绞痛患者 [J]. 中西医结合心脑血管病杂志，2015，13（11）：1300-1301.

[34] 范先基，李俊，杨子玉. 黄芪桂枝五物汤加味治疗冠心病心绞痛80例 [J]. 河南中医，2013，33（08）：1211-1213.

[35] 危致芊，李佑飞，蔡虎志，等. 陈新宇教授调治冠心病冠脉旁路移植术后经验 [J]. 中国中医急症，2016，25（08）：1518-1520.

[36] 杨明月，杜晔，王丹丹，杨颖. 中医药治疗冠心病心力衰竭的研究进展 [J]. 中国中医急症，2018，27（09）：1664-1666+1683.

[37] 朱创洲，马媛. 黄芪桂枝五物汤加味治疗慢性心力衰竭肢体酸痛45例 [J]. 陕西中医，2010，31（12）：1622-1623.

[38] 詹丽娟，白燕. 黄芪桂枝五物汤合方治疗慢性心力衰竭气虚血瘀证60例 [J]. 宁夏医学杂志，

2012, 34 (12): 1320-1321.

[39] 吴治谚, 舒华, 刘佑晖, 等. 陈新宇教授治疗慢性心力衰竭经验举隅 [J]. 中国中医急症, 2017, 26 (04): 611-612+621.

[40] 李国宏, 纪品川, 王雅君. 黄芪桂枝五物汤对老年糖尿病肾病转化生长因子-β 基因表达调控区甲基化的影响 [J]. 世界中医药, 2018, 13 (03): 644-647.

[41] 孙怡. 黄芪桂枝五物汤加减治疗糖尿病肾病的临床观察 [J]. 中国中西医结合肾病杂志, 2000 (04): 245-246.

[42] 赵徐榕, 黄新宇, 骆乐. 黄芪桂枝五物汤佐治老年糖尿病肾病早期 32 例疗效观察 [J]. 浙江中医杂志, 2016, 51 (04): 259.

[43] 张凯华. 经方加减配合针灸治疗面瘫 96 例疗效观察 [J]. 世界最新医学信息文摘, 2015, 15 (95): 168+170.

[44] 刘俊生. 黄芪桂枝五物汤联合西药治疗面神经麻痹随机平行对照研究 [J]. 实用中医内科杂志, 2013, 27 (05): 81-82.

[45] 郁金. 黄芪桂枝五物汤加减治疗面神经麻痹发病初期的临床疗效分析 [J]. 中国当代医药, 2012, 19 (34): 105-106.

[46] 杨刚. 黄芪桂枝五物汤加减配合针灸综合治疗顽固性面瘫 [J]. 实用中医内科杂志, 2012, 26 (11): 89-90.

[47] 姜波. 古方今释——黄芪桂枝五物汤的临床运用 [J]. 医学信息（上旬刊）, 2011, 24 (04): 2061-2062.

[48] 钟明. 黄芪桂枝五物汤临床应用举隅 [J]. 实用中医药杂志, 2014, 30 (03): 233.

[49] 张哲浩. 黄芪桂枝五物汤治面瘫 [N]. 中国中医药报, 2012-08-22 (004).

[50] 徐秀鹏, 曹志群. 曹志群治疗胃溃疡经验 [J]. 河南中医, 2014, 34 (01): 38-40.

[51] 解淑萍. 曹志群治疗十二指肠溃疡经验 [J]. 山东中医杂志, 2008 (05): 346-347.

[52] 李凤鸣. 黄芪桂枝五物汤加减治疗胃及十二指肠溃疡的疗效观察 [J]. 世界最新医学信息文摘, 2017, 17 (49): 141+143.

[53] 金强. 黄芪桂枝五物汤治疗消化性溃疡 52 例观察 [J]. 实用中医药杂志, 2008 (09): 565.

[54] 刁恩军. 黄芪桂枝五物汤加减治疗胃与十二指肠溃疡 120 例 [J]. 江西中医药, 2005 (05): 22.

[55] 马举斌, 马英, 赵振军. 黄芪桂枝五物汤合玉屏风散治疗类风湿关节炎临床研究 [J]. 新中医, 2016, 48 (07): 115-116.

[56] 杨俏雯, 李秀兰, 黄清春, 徐侦雄. 黄芪桂枝五物汤治疗类风湿关节炎患者的疗效 [J]. 世界中医药, 2018, 13 (04): 861-864.

[57] 李运戈. 黄芪桂枝五物汤加味治疗类风湿关节炎的效果观察 [J]. 当代医药论丛, 2018, 16 (01): 201-203.

[58] 陶江涛. 黄芪桂枝五物汤加味治疗类风湿关节炎临床研究 [J]. 亚太传统医药, 2017, 13 (12): 137-139.

[59] 李成贤, 李阳. 黄芪桂枝五物汤临床新用 [J]. 吉林中医药, 1994 (01): 34.

[60] 林志宏, 许巩固. 加味黄芪桂枝五物汤治疗长期服用糖皮质激素类风湿关节炎患者26例疗效观察[J]. 风湿病与关节炎, 2013, 2 (07): 43-44.

[61] 黄德慧, 凌军. 黄芪桂枝五物汤验案举隅[J]. 浙江中医杂志, 2014, 49 (10): 768.

[62] 员晶, 唐晓颇, 姜泉. 路志正教授治疗类风湿关节炎的临床举例[J]. 浙江中医药大学学报, 2014, 38 (07): 851-852.

[63] 毛德西. 经方辨治痹证四则[N]. 中国中医药报, 2005-06-30 (006).

[64] 潘俞成, 汪悦. 汪悦治疗产后诱发类风湿关节炎经验[J]. 湖南中医杂志, 2014, (08): 38-39.

[65] 王冬, 蔡忠明. 当归四逆汤合黄芪桂枝五物汤治疗雷诺综合征疗效分析[J]. 现代诊断与治疗, 2014, (18): 4156-4157.

[66] 江应政. 阳和汤合黄芪桂枝五物汤治疗雷诺综合征30例[J]. 中国中医急症, 2010, (05): 876.

[67] 刘宇婧, 萧芳, 付于. 付于运用黄芪桂枝五物汤化裁治疗雷诺氏综合征验案[J]. 江苏中医药, 2012, (09): 51-52.

[68] 李勤良. 黄芪桂枝五物汤临证新用探微[J]. 中医药研究, 1993, (01): 19-20.

[69] 刘青, 周金海. 黄芪桂枝五物汤治疗雷诺氏综合征1例[J]. 现代中西医结合杂志, 1995, (02): 125.

[70] 沈允浩, 俞景茂. 黄芪桂枝五物汤临床应用举隅[J]. 浙江中医学院学报, 1998, (03): 30.

[71] 乔华, 苏凤阁. 黄芪桂枝五物汤临床应用举隅[J]. 中国实用乡村医生杂志, 2006 (12): 46-48.

[72] 曹玮. 黄芪桂枝五物汤加减治疗糖尿病不宁腿综合征26例[J]. 河南中医, 2011, (09): 972-973.

[73] 王玉玺. 黄芪桂枝五物汤加味治疗不宁腿综合征46例[J]. 新中医, 1998, (01): 45.

[74] 沈金花, 陈正平. 陈正平黄芪桂枝五物汤验案举隅[J]. 光明中医, 2012, 27 (06): 1087-1088.

[75] 郑茹文. 黄芪桂枝五物汤加味治疗血栓闭塞性脉管炎32例[J]. 中国中医急症, 2009, (06): 987-988.

[76] 黄京福. 黄芪桂枝五物汤临床新用[J]. 中国中西医结合杂志, 1994, (S1): 404.

[77] 闵捷. 黄芪桂枝五物汤临床运用举隅[J]. 云南中医杂志, 1985, (04): 36-37.

[78] 马建国. 黄芪桂枝五物汤治愈血栓闭塞性脉管炎一例[J]. 贵阳中医学院学报, 1997, (02): 65.

[79] 毛奇. 黄芪桂枝五物汤治疗老年糖尿病高危足的临床观察[J]. 中国现代药物应用, 2017, 11 (11): 187-188.

[80] 秦耀琮. 黄芪桂枝五物汤配合西药治疗老年糖尿病高危足疗效观察[J]. 广西中医药大学学报, 2017, 20 (03): 1-2.

[81] 杜燕, 王永利. 黄芪桂枝五物汤口服加外洗治疗糖尿病足临床观察[J]. 大家健康(学术版), 2016, 10 (04): 43.

[82] 黄丽萍, 张冷, 齐辉明, 徐文焕. 黄芪桂枝五物汤治疗老年糖尿病高危足的临床观察[J]. 中华老年心脑血管病杂志, 2014, 16 (05): 500-502.

[83] 岳仁宋, 陈源, 王帅, 等. 糖尿病足的中医分期论治探微 [J]. 中医杂志, 2010, 51 (10): 885-886.

[84] 吴文通, 王芳, 钱尤. 黄芪桂枝五物汤合当归芍药散治疗乳腺癌术后上肢水肿 80 例 [J]. 浙江中西医结合杂志, 2016, 26 (02): 130-131.

[85] 袁博, 胡金辉, 刘涛. 黄芪桂枝五物汤加减治疗乳腺癌术后上肢水肿的临床观察 [J]. 湖南中医药大学学报, 2017, 37 (04): 420-422.

[86] 付烊. 黄芪桂枝五物汤加减治疗乳腺癌术后同侧上肢水肿疗效观察 [J]. 辽宁中医药大学学报, 2010, 12 (05): 180.

[87] 丁勇. 黄芪桂枝五物汤配合推拿治疗神经根型颈椎病 47 例 [J]. 河南中医, 2017, 37 (01): 41-43.

[88] 张强, 张艺, 张凡鲜. 加味黄芪桂枝五物汤治疗神经根型颈椎病临床观察 [J]. 实用中医药杂志, 2016, 32 (06): 535-536.

[89] 陈山. 针灸配合中药治疗神经根型颈椎病的临床疗效观察 [J]. 中国医药指南, 2014, 12 (35): 4-5.

[90] 张劭华. 整骨手法结合加味黄芪桂枝五物汤治疗神经根型颈椎病 72 例 [J]. 现代中医药, 2012, 32 (03): 42-43.

[91] 温云君. 黄芪桂枝五物汤倍量治疗神经根型颈椎病 [J]. 中国民间疗法, 2000 (04): 41-42.

[92] 罗杰, 赵国东, 高景华, 魏戌. 黄芪桂枝五物汤治疗神经根型颈椎病麻木症之探析 [J]. 中华中医药杂志, 2010, 25 (09): 1523-1525.

[93] 王娜娜, 吴明阳, 金杰. 金杰运用黄芪桂枝五物汤加味治疗神经根型颈椎病经验 [J]. 中国民间疗法, 2016, 24 (07): 13-14.

[94] 余茂林, 石达炜, 万义文, 罗才贵. 罗才贵教授从气机开合论治颈椎病学术特色 [J]. 云南中医中药杂志, 2015, 36 (03): 1-3.

[95] 杨进, 马勇. 黄芪桂枝五物汤在骨伤科的应用 [J]. 河南中医, 2007 (02): 14-15.

[96] 和传霞, 黄异飞, 董振宇. 黄芪桂枝五物汤治疗腰椎间盘突出症术后麻木综合征 54 例 [J]. 河南中医, 2008 (04): 19-20.

[97] 刘广辉. 黄芪桂枝五物汤联合经皮椎间孔镜下髓核摘除术治疗腰椎间盘突出症临床观察 [J]. 海峡药学, 2018, 30 (08): 140-141.

[98] 李立. 三维牵引与黄芪桂枝五物汤加减治疗腰椎间盘突出症 158 例 [J]. 现代中西医结合杂志, 2009, 18 (31): 3862.

[99] 梁镇宏. 手法黄芪桂枝五物汤并用治疗腰椎间盘突出症 68 例分析 [J]. 中医药学刊, 2003 (04): 603-616.

[100] 杨静波. 骶管阻滞合黄芪桂枝五物汤治疗腰椎间盘突出症 40 例 [J]. 陕西中医学院学报, 2015, 38 (06): 70-71+90.

[101] 陈俊祥. 黄芪桂枝五物汤临床应用体会 [J]. 实用中医杂志, 2011, 27 (09): 632.

[102] 牛小军. 黄芪桂枝五物汤加味加肩三针治疗肩周炎临床观察 [J]. 中国民族民间医药,

2013，22（13）：17-18.

[103] 傅玲俐. 加味黄芪桂枝五物汤治疗肩关节周围炎138例[J]. 山东中医杂志，2011，30（07）：489.

[104] 商国强，涂东明. 黄芪桂枝五物汤加减治疗肩关节周围炎60例[J]. 河南中医，2006（04）：17.

[105] 陈志安，吴芳，陈燕芳. 黄芪桂枝五物汤加减合针刺治疗漏肩风30例[J]. 中医临床研究，2013，5（02）：98.

[106] 尹诗，王秀娟. 王秀娟应用黄芪桂枝五物汤加减治疗重叠综合征经验介绍[J]. 内蒙古中医药，2018，37（02）：41-43.

[107] 何菊. 黄芪桂枝五物汤加味治疗产后身痛30例[J]. 中国乡村医药，2018，25（09）：19.

[108] 卢恒，梁卓. 黄芪桂枝五物汤合独活寄生汤加减治疗产后身痛的临床观察[J]. 中医临床研究，2017，9（25）：96-97.

[109] 许远，袁慧. 武权生教授治疗产后身痛106例观察[J]. 中国现代药物应用，2015，9(01)：213-214.

[110] 赵彦. 针刺拔罐合用黄芪桂枝五物汤治疗产后身痛66例[J]. 陕西中医，2006（10）：1273-1274.

[111] 徐丁洁，刘金星. 黄芪桂枝五物汤加减治疗产后身痛61例临床观察[J]. 实用中西医结合临床，2008，6（06）：57-58.

[112] 杨亚玲. 武权生老师应用黄芪桂枝五物汤治疗产后身痛经验[J]. 甘肃中医学院学报，2006（06）：1-2.

[113] 赵永红. 产后尿潴留的中医治疗及护理要点[J]. 光明中医，2011，26（10）：2104-2105.

[114] 李桂翠，于霞，孙东海. 黄芪桂枝五物汤加味治疗产后尿潴留60例[J]. 光明中医，2001（06）：31.

[115] 刘成全，顾润环. 黄芪桂枝五物汤治疗妇科病验案举隅[J]. 中医药导报，2016，22（19）：103-105.

[116] 罗磊，豆银秀. 黄芪桂枝五物汤联合温针灸治疗慢性盆腔炎的临床效果[J]. 临床医学研究与实践. 2096-1413（2020）19-0141-03.

[117] 陈学奇，葛蓓芬. 黄芪桂枝五物汤加减治疗慢性盆腔炎经验[J]. 中医杂志，2016，57(24)：2139-2140.

[118] 邵罡. 黄芪桂枝五物汤治疗小儿反复呼吸道感染临床疗效观察[J]. 亚太传统医药，2016，12（17）：148-149.

[119] 李杰. 黄芪桂枝五物汤加减合阿奇霉素治疗小儿反复呼吸道感染的临床研究[J]. 光明中医，2013，28（02）：343-345.

[120] 徐有水. 黄芪桂枝五物汤加味治疗小儿反复呼吸道感染65例[J]. 中医药学刊，2006（09）：1737.

[121] 胡元生. 黄芪桂枝五物汤合参苓白术颗粒治疗复感儿63例临床观察[J]. 中国医学创新，

2013，10（18）：144-145.

[122] 董先荣.黄芪桂枝五物汤在儿科运用举例[J].中国当代医药，2009，16（14）：98-99.

[123] 王艳艳，孙轶秋.小儿多汗证的中医治疗方法[J].北京中医药，2008（01）：68-69.

[124] 孙轶秋，韩新民，张军虹.黄芪桂枝五物汤治疗小儿多汗症[J].江苏中医，1992（08）：18.

[125] 王付.黄芪桂枝五物汤合方应用探讨[J].中医药通报，2011，10（03）：24-26.

[126] 陶嘉磊，袁斌，汪受传.汪受传运用黄芪桂枝五物汤儿科治验举隅[J].中医杂志，2018，59（06）：464-466+469.

[127] 谢晚秋，曾宪玉.慢性荨麻疹的中医研究概况[J].湖南中医杂志，2018，34（08）：235-237.

[128] 王均.黄芪桂枝五物汤治疗慢性荨麻疹90例[J].实用中医药杂志，2000（11）：21.

[129] 杨新林，黄敏.黄芪桂枝五物汤加减治疗慢性荨麻疹30例[J].新疆中医药，2004（02）：16.

[130] 仲亚平.加味黄芪桂枝五物汤联合咪唑斯汀治疗慢性荨麻疹临床疗效观察[D].南京中医药大学，2015.

[131] 李超，刘明明，华华.抓主证治疗慢性荨麻疹验案4则[J].环球中医药，2015，8（04）：480-481.

[132] 许经纶，解凡，兰燕琴，许功军.黄芪桂枝五物汤合瓜红散加味治疗中老年带状疱疹后遗神经痛疗效观察[J].浙江中西医结合杂志，2017，27（06）：518-519.

[133] 李丹.黄芪桂枝五物汤加减配合刺络拔罐治疗带状疱疹25例[J].中国实用医药，2017，12（09）：146-147.

[134] 曾强，吴珍霞，王莹，伍光辉.加减黄芪桂枝五物汤配合刺络拔罐治疗带状疱疹疗效观察[J].中医临床研究，2015，7（23）：33-34.

[135] 李龙骧.黄芪桂枝五物汤临床新用[J].吉林中医药，2007（11）：45.

[136] 周兴玮，钟伦坤，王剑，等.黄芪桂枝五物汤加味治疗肺脾气虚型变应性鼻炎的疗效观察[J].世界临床药物，2017，38（06）：408-412.

[137] 胡思茂.黄芪桂枝五物汤合苍耳子散治疗过敏性鼻炎临床疗效及对免疫功能的影响[D].福建中医药大学，2018.

[138] 张文瑜.中医腹诊法临床应用举隅[J].浙江中西医结合杂志，2018，28（09）：792-794.

[139] 赵娜，侯春光.侯春光儿科少见病经方治验举隅[J].浙江中医杂志，2018，53（04）：305.

[140] 韩兆莹，田明，刘珍，等.黄芪桂枝五物汤的药理研究现状[J].黑龙江医药，2013，26（05）：777-779.

[141] 李淑芳.中药黄芪药理作用研究进展[J].湖北中医杂志，2013，35（06）：73-75.

[142] 朱华，秦丽，杜沛霖，等.桂枝药理活性及其临床应用研究进展[J].中国民族民间医药，2017，26（22）：61-65.

[143] 吴国泰，何小飞，牛亭惠，等.大枣的化学成分、药理及应用[J].中国果菜，2016，36（10）：25-28.

[144] 肖存书.加味黄芪桂枝五物汤治疗0-1级糖尿病足的临床研究[D].广州中医药大学，2016.